# Digestión óptima

Los secretos de tu salud intestinal

Si desea recibir información gratuita
sobre nuestras publicaciones, puede
suscribirse en nuestra página web:

**www.amateditorial.com**

también, si lo prefiere, vía email:

**info@amateditorial.com**

Síganos en:

 **@amateditorial**

 **Editorial Amat**

PATRICK HOLFORD

# Digestión óptima

## Los secretos de tu salud intestinal

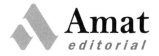
Amat
editorial

La edición original de esta obra ha sido publicada en lengua inglesa por Judy Piatkus, (Publishers), Ltd., Londres con el título original *Improve your digestion*. Patrick Holford

© Patrick Holford
© Profit Editorial I., S.L. 2016
 Amat Editorial es un sello editorial de Profit Editorial I., S.L.
 Travessera de Gràcia, 18; 6º 2ª; Barcelona-08021

Traducción: Esther Gil
Diseño de cubierta: XicArt
Maquetación: Eximpre, S.L.

ISBN: 978-84-9735-849-1
Depósito legal: B-12.468-2016
Primera edición: julio, 2016

Impresión: Liberdúplex
Impreso en España / *Printed in Spain*

# Índice

# Introducción

Contrariamente a la creencia popular, uno no es lo que come. Uno es lo que puede digerir y absorber. No hay nada más importante para tu salud general que la salud de tu tracto digestivo. Es la interfaz entre tu cuerpo y el mundo exterior. En una vida, pasan más de cien toneladas de comida por tu tracto digestivo, tu «piel interior» que representa un tubo de diez metros de longitud con un área de superficie del tamaño de un campo de fútbol pequeño. Sorprendentemente, la mayoría de los billones de células que constituyen esta barrera entre tu cuerpo y el entorno se renuevan cada cuatro días.

Nosotros, al igual que otros animales, nos pasamos la vida física procesando materias orgánicas, extrayendo nutrientes, creando materiales y combustible, y eliminando el resto. La calidad de este proceso determina nuestro nivel energético, nuestra longevidad y el proceso corporal y mental. Un catedrático de la Escuela de Medicina de Harvard dijo una vez con mucho acierto: «Un estómago fuerte y unos buenos intestinos son más importantes para la felicidad del hombre que el cerebro».

El tracto digestivo es la puerta hacia el interior del organismo, celosamente protegida por un ejército inmunológico que lo mantiene sano mediante un equilibrio cuidado de millones de bacterias benignas. Antes de que la comida esté preparada para ser presentada ante el reino interno del cuerpo, debe prepararse, descomponerse y digerirse. Sólo después podrá ser invitada a entrar.

Antes de nacer, los niños están conectados a sus madres y reciben el alimento directamente de su cordón conectado al sistema sanguíneo. En el momento del nacimiento se corta el cordón umbilical y el sistema digestivo empieza su labor, pero los recién nacidos siguen dependiendo del alimento que les proporcionan sus madres. Cuando tomamos nuestra propia comida, perdemos esa dependencia materna, pero seguimos dependiendo de la comida. Nuestra supervivencia depende de ella. Por eso, no es de extrañar que en tantas religiones antes de comer se rece, ya que es un acto que recuerda la relación entre la comida, los seres humanos y la fuente de provisiones.

Nuestros sentidos de la vista, el tacto, el gusto y el olfato nos ayudan a guiarnos hacia lo que es la alimentación en el mundo natural. Sin embargo, hoy en día nuestros sentidos, manipulados inteligentemente por los colores y los potenciadores de sabor artificiales, se han convertido en nuestros guías.

Por ejemplo, tenemos una necesidad de grasas esenciales. En la boca tenemos receptores de grasa que responden a la ingestión de grasas esenciales. Si, por otro lado, tomamos grasas saturadas o elaboramos grasas artificiales diseñadas para simular la textura de la grasa, los receptores de grasa no se estimulan tanto y no trasmiten el mensaje de satisfacción. Por consiguiente, continuamos anhelando la grasa y continuamos escogiendo el tipo de grasa inadecuado, causándonos a nosotros mismos problemas de salud a largo plazo.

Ingerir todos los nutrientes que necesitamos y las cantidades óptimas no sólo es una receta para tener una larga vida sana, sino que también nos ayuda a conseguir mayor potencial como seres humanos. Puesto que el cuerpo sabe cuándo está recibiendo todo lo necesario para su supervivencia, nuestra energía y conciencia pueden dirigirse a satisfacer otras necesidades.

Las consecuencias de la nutrición por debajo de los niveles óptimos son evidentes y también lo es su gran incidencia en problemas y enfermedades digestivas. No cabe ninguna duda de que muchos de nosotros estamos hurgando en nuestro interior con cuchillos y tenedores. Nuestra sociedad ya no sufre por la pobreza y la falta de comida, sino que gran parte de las enfermedades del mundo occidental son una consecuencia de comer demasiado y de ingerir el tipo de comida inapropiado.

El resultado es que hay una especie de epidemia de problemas digestivos, incluyendo indigestión, síndrome de intestinos irritables, virus estomacales, úlceras, enfermedad de Crohn, colitis, diverticulitis, candidiasis y fatiga crónica.

Tanto si actualmente estás sufriendo cualquiera de estos problemas, como si no, seguramente podrás refinar más tu digestión y obtener recompensas en términos de más salud y energía. Este libro está diseñado para ayudarte a conseguirlo.

# 1

# El sistema digestivo: un viaje guiado

El cuerpo humano es como un donut. En el tracto digestivo (que sería el gran agujero del medio), las grandes piezas de comida se descomponen en pequeños fragmentos que pueden ser absorbidos por el cuerpo. El tracto digestivo, técnicamente conocido como el tracto gastrointestinal, tiene unos diez metros de longitud y varios órganos adjuntos a él, que son los que producen los fluidos digestivos.

## Las fases de la digestión

### La boca

La digestión comienza en la boca, donde el acto de masticar la comida empieza a descomponerla físicamente. En la boca también están las glándulas salivares que producen saliva. Esta tiene dos funciones: lubricar la comida, haciendo que sea más fácil de tragar, y empezar el proceso de digestión. La saliva es rica en una enzima digestiva que se llama ptialina y que puede descomponer los carbohidratos. Después, la comida pasa por la garganta y por el esófago, hasta llegar al estómago.

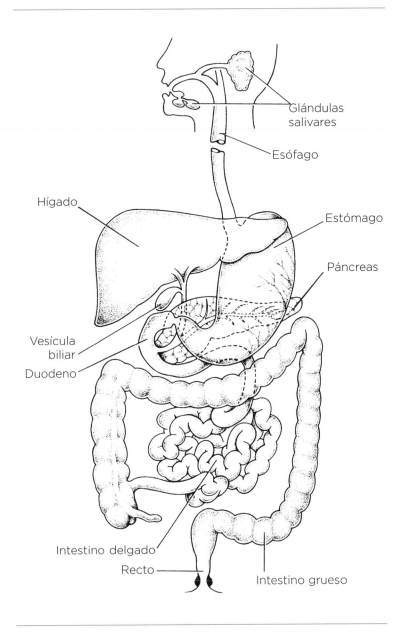

**Figura 1.** El sistema digestivo.

## El estómago

El estómago es un entorno cuidadosamente controlado con un cierre en la parte de arriba (el esfínter del cardias) y un cierre en la parte de abajo (el esfínter pilórico) para evitar que los flujos digestivos ácidos escapen. Las células de la pared estomacal producen al día unos dos litros de dichos fluidos. Ayudan a digerir más la comida, sobre todo las proteínas, y a acabar con las bacterias y otros microorganismos indeseables. La comida (convertida ahora en lo que conocemos como quimo) puede estar en el estómago entre dos y cinco horas antes de pasar al intestino delgado.

## El intestino delgado

Hablando en términos generales, el intestino delgado es el lugar en el que sucede la absorción de nutrientes, pero eso no ocurre inmediatamente. La primera parte del intestino delgado, el duodeno, es el punto más importante de la digestión, ya que ahí es donde los fluidos digestivos del hígado y el páncreas se juntan para ir hacia el conducto bilial y el conducto pancreático. Tal y como verás en el siguiente capítulo, son las piezas más importantes en la descomposición de la comida, si bien la pared del intestino delgado también produce sus propios fluidos digestivos.

Después del duodeno está la sección intermedia del intestino delgado (el yeyuno) y es ahí donde la mayoría de los nutrientes son absorbidos por el cuerpo. La última parte del intestino delgado, denominada íleon, está conectada con el intestino grueso o colon. Se digiere más el quimo, se absorben más nutrientes y lo restante pasa por el intestino delgado por una acción muscular a semejanza de las olas que se denomina peristaltismo.

## El intestino grueso (colon)

Mientras el intestino delgado está especialmente relacionado con la digestión y la absorción, el intestino grueso se encarga de preparar lo que ha quedado (sobre todo fibras indigeridas, comida inabsorbida, bacterias y células muertas) para la eliminación. Estas dos áreas (el área de la «cocina» y el área de «los desperdicios») se mantienen separadas por un cierre muscular denominado válvula ileocecal. Si esta válvula no funciona bien, entonces existe el peligro de que los organismos indeseados pasen del intestino grueso al intestino delgado, lo que puede provocar infecciones intestinales (trataremos este aspecto con más detenimiento más adelante).

A pesar de que algunos nutrientes son absorbidos por el colon, su función principal es reabsorber agua del quimo y hacer que los desperdicios vayan pasando y se preparen para la eliminación. De este modo se reabsorbe diariamente alrededor de un litro de agua. Una vez más, las contracciones del músculo peristáltico ayudan a que el material se vaya moviendo por el recto, la última parte del colon. Cuando está lleno, desencadena la defecación.

Además de eliminar la materia alimenticia no absorbida, la defecación también consigue deshacerse de otras sustancias orgánicas como las células sanguíneas muertas y el colesterol.

# 2 Masticar es bueno

A pesar de parecer simple, el acto de digerir y absorber los nutrientes de la comida es muy complejo y, por eso, todo debe estar perfectamente orquestado. En cuanto piensas en comida, la ves, la hueles y la pruebas, el tracto digestivo empieza a preparar los fluidos digestivos apropiados para que se ocupen de ella. El cuerpo puede producir diez litros de fluidos digestivos cada día, pero ¿cómo sabe qué cantidad tiene que generar? Si ingieres proteínas en vez de carbohidratos, o una comida copiosa en vez de una comida ligera, la cantidad y el tipo de fluidos digestivos que se necesitarán serán muy distintos. ¿Y cómo puede saber el cuerpo si un alimento es bueno o malo para ti? Estas preguntas ya quedan contestadas incluso antes de que tragues el primer trozo de comida.

En primer lugar, tus ojos reconocen lo que es comestible y atractivo. Y, el olfato tiene un papel aún mucho más importante. El olfato requiere tomar literalmente pequeñas partículas de comida. Si una comida no está en buenas condiciones, no siempre tiene mal aspecto, pero olerá mal. Por eso ningún animal ingiere ningún alimento sin haberlo olido antes. Cuando la comida entra por la boca, se analiza su naturaleza, lo que desencadena la producción y liberación de distintas enzimas digestivas. Este proceso está facilitado por el olfato y la masticación de la comida. Muchas personas padecen indigestión porque devoran los alimentos sin siquiera masticarlos.

Al masticar las glándulas salivares de la boca liberan grandes cantidades de saliva que contienen la enzima digestiva ptialina. Esta colabora en la descomposición de grandes partículas de carbohidratos en piezas más pequeñas (por eso, si masticas mucho un trozo de pan este acabará digiriéndose en la boca). Cuanto más masticas, mejor prepararás tu comida al predigerirla y menos trabajo deberá realizar tu sistema digestivo. Obviamente, masticar también significa romper la comida en trozos más pequeños, aumentando el área de superficie de los alimentos y facilitando el trabajo de los fluidos digestivos.

## Reacciones de los intestinos

El sistema digestivo hace mucho más que digerir comida. Los científicos están descubriendo que el sistema digestivo «piensa», «siente» y puede actuar casi como un segundo cerebro. Los primeros modelos del cerebro y la cognición proponían que lo que denominamos pensamiento y sentimientos provenía del envío y recepción de mensajeros químicos llamados neurotransmisores y hormonas. Hoy en día, los científicos están descubriendo que hay una gran cantidad de actividad de neurotransmisores y actividad hormonal en el tracto digestivo. Además, hay muchas más células inmunológicas en los intestinos que en el resto del cuerpo. Los neurotransmisores, las hormonas y las células inmunológicas son los elementos químicos de la comunicación de lo que se conoce como el sistema neuroendoinmunológico o, más sencillo, la inteligencia del cuerpo. Esta red tan sofisticada es la que nos permite seguir respondiendo apropiadamente al siempre cambiante entorno.

En términos prácticos, esto significa que no podemos separar los pensamientos, los sentimientos y las reacciones físicas. Lo que comemos, pensamos y sentimos respecto a lo que ingerimos y lo que pensamos y sentimos cuando comemos influye en el resultado. Por eso, en una nutrición óptima es importante elegir los mejores alimentos, prepararlos de la manera deseada, ingerir la comida conscientemente y tener buenos pensamientos sobre lo que estamos comiendo.

Este proceso es radicalmente opuesto a la forma de comer actual que suele hacerse lo más rápido posible. A menudo, cuando les pregunto a mis pacientes lo que han comido en los últimos dos días, tienen que hacer muchos esfuerzos para recordarlo. Seguramente se comieron un bocadillo lo más rápido que pudieron, presas de pensamientos y sentimientos estresantes, y lo comieron de forma inconsciente. Eso es lo que ocurre hoy en día, que casi todo el mundo come precipitadamente. Es importante no perder la cultura de la dieta mediterránea, preparar la comida con atención y detenimiento, invitar a amigos y familiares a comer y disfrutar de cada bocado.

La próxima vez que comas:

- Selecciona alimentos de alta calidad y prepáralos de forma que tengan buen aspecto y sepan bien.
- Huele la comida antes de comerla.
- Piensa en el origen de los alimentos y en que dichas moléculas de comida se convertirán literalmente en parte de ti.

- Recuerda masticar bien cada bocado antes de empezar con el siguiente.

- Intenta comer solo con tranquilidad o en buena compañía.

# 3

# Enzimas: las claves de la vida

Las grandes moléculas compuestas de la comida que ingerimos no pueden entrar tal cual en nuestro organismo. Por eso, lo primero que hay que hacer es descomponerlas en partículas mucho más pequeñas que sean capaces de pasar por la pared del tracto digestivo y que también estén «en la lista de invitados». Este trabajo de descomposición lo desarrollan las enzimas digestivas.

Estas enzimas se producen en grandes cantidades en distintas partes del tracto digestivo. Si no se crean suficientes para digerir la comida, puede producirse indigestión, sensación de hinchazón o flatulencia. Los efectos a largo plazo de los alimentos indigeridos en el organismo pueden ser insidiosos y conllevar riesgo de síndrome de intestinos inflamables, infecciones digestivas (como la candidiasis) y alergias.

## Digerir carbohidratos

La digestión de carbohidratos empieza en la boca, mediante la acción de la enzima ptialina. Se trata de una amilasa (una enzima que digiere los carbohidratos). El carbohidrato no se digiere más en el estómago, así que en teoría pasa directamente al duodeno (la primera parte del intestino delgado), que es donde empieza la acción para los carbohidratos.

En el páncreas hay unas células especiales que producen grandes cantidades de amilasas que van del conducto pancreático hasta el duodeno, dispuestas a descomponer los carbohidratos. El páncreas también genera sustancias alcalinas que ayudan a neutralizar el ácido que se mezcló con la comida en el estómago. Las amilasas descomponen complejas moléculas de azúcar denominadas polisacáridos (por ejemplo, se encuentran en los cereales) en azúcares simples como la malta (el azúcar que puede producirse de los granos como el trigo o la cebada). Sin embargo, el proceso no acaba ahí para los carbohidratos. Las células que configuran la parte más alta del intestino delgado también producen amilasas que pueden descomponer sustancias como la maltosa (un disacárido) en formas más simples de azúcar denominadas monosacáridos. El monosacárido más importante es la glucosa (el combustible para el cuerpo humano y el objetivo final de la digestión de carbohidratos).

## Digerir proteínas

A diferencia de los carbohidratos, las proteínas se digieren principalmente en el estómago. Por esta razón, el estómago produce dos sustancias: ácido hidroclórico y una enzima denominada pepsinógeno. El ácido hidroclórico (comúnmente denominado ácido estomacal) se pone a trabajar enseguida con las grandes moléculas proteicas, pero su acción es limitada. Sin embargo, cuando el cuerpo combina los ácidos pepsinógenos e hidroclóricos, se crea una nueva enzima muy poderosa llamada pepsina. Esta empieza a descomponer proteínas complejas en trozos relativamente pequeños de aminoácidos, llamados péptidos. Estos péptidos a su vez se descomponen en aminoácidos individuales mediante más enzimas digestivas de proteínas (llamadas colectivamente proteasas), que entran en el duodeno a través del páncreas.

La digestión de proteínas también la realizan las enzimas de proteasa producidas por células especiales en la primera parte del intestino delgado. El resultado final, si todo sale bien, es que las proteínas complejas acaban como aminoácidos simples, listos para la absorción.

## Digerir las grasas

La grasa constituye un proceso totalmente distinto. Mientras que las proteínas y los carbohidratos son solubles al agua y las enzimas pueden actuar en ellos como fluidos digestivos, las grasas repelen el agua y por lo tanto son insensibles a estas enzimas. Por esta razón, la primera fase de la digestión de grasas, llamada emulsificación, prepara las partículas grasas para la digestión. Esto se consigue mediante una sustancia denominada bilis, que se produce en el hígado y se guarda en la vesícula biliar. Lo que la bilis logra es descomponer grandes glóbulos de grasa en gotitas de grasa. La consecuencia de convertir un gran balón de fútbol en quince pelotas de tenis es que hay mayor área de superficie expuesta a los fluidos digestivos. Una vez más, el páncreas cumple una función vital, ya que los fluidos digestivos que produce y envía al duodeno contienen lipasa, una enzima que digiere las grasas.

Así, por un lado, la bilis entra en el duodeno mediante el conducto bilial y empieza a descomponer la grasa en partículas minúsculas y, por otro lado, la lipasa entra en el duodeno y digiere la grasa, dejándola lista para la absorción.

La bilis (producida por el hígado y concentrada en la vesícula biliar) es una combinación de sales alcalinas que ayudan a neutralizar el ácido estomacal, la lecitina (el factor emulsificador primario) y el colesterol. Siempre que uno ingiere grasa, el cuerpo se prepara para que la vesícula biliar secrete bilis en el tracto digestivo. Si se extrae la vesícula biliar del organismo, el hígado sigue produciendo bilis, pero no es tan concentrada y no se libera automáticamente al digerir grasa, lo que significa que puede digerir pequeñas porciones de grasa, pero no demasiada y, por ello, hay que seguir una dieta baja en grasas. Una forma para mejorar la digestión en estos casos es suplementar la lecitina con cualquier comida que contenga grasa, ya que la lecitina es el principal agente emulsificador que prepara la grasa para su digestión. La lecitina está disponible en gránulos (en caso que quieras añadir una cucharadita a cada comida) o en cápsulas (en cuyo caso deberías ingerir 1.200 mg con cada comida).

## Solucionar la indigestión

Una de las principales causas de la indigestión es que la persona no produce suficiente número de estas enzimas para digerir bien su comida. Esto significa que hay alimentos que no están bien digeridos rondando por el intestino delgado y alimentando las bacterias que habitan allí. Estas bacterias originan gases, que son los culpables de la hinchazón, flatulencia o dolor digestivo. La liberación de ácidos estomacales también puede ser un problema. Si una persona tiene dificultades para digerir grasa, las heces suelen ser muy flotantes y de un color claro. También, puesto que la riqueza de la comida no pasa al organismo, en vez de sentirse mejor después de haber comido, la persona suele sentirse peor.

Las células corporales, como las del páncreas, dependen de las vitaminas y los minerales para producir enzimas. Si no estás digiriendo la comida no obtienes los nutrientes que necesitas para producir dichas enzimas, así que es un círculo vicioso. Hoy en día es relativamente fácil averiguar si una persona no está digiriendo apropiadamente utilizando dos pruebas. La primera, conocida como gastrograma, la inventó el doctor John McLaren Howard en Biolab en Londres. Se trata de tomar unas cápsulas especiales que trasmiten mensajes que muestran la eficiencia de la secreción del ácido estomacal, la velocidad a la que el estómago se vacía en el intestino delgado y la eficiencia de las enzimas pancreáticas. El otro método es el análisis de las heces. Si estas contienen proteínas indigeridas, grasas o carbohidratos, también puede identificarse un problema de digestión.

La primera acción que conviene llevar a cabo si se tiene indigestión es suplementar las enzimas digestivas, sobre todo las tres principales: amilasa, proteasa y lipasa. Las enzimas digestivas se obtienen en distintas formas, desde componentes naturales (ricos en una u otra enzima) hasta combinaciones de amilasa, proteasa y lipasa. Aquí hay algunos ingredientes comunes que puedes encontrar en un suplemento de enzimas digestivas:

| Enzimas presentes de forma natural en los alimentos crudos | | | |
|---|---|---|---|
| | Digiere grasas | Digiere proteínas | Digiere carbohidratos |
| Papaína (de la papaya) | | ✓ | |
| Bromelina (de la piña) | ✓ | ✓ | |
| Pancreatina (extracto de páncreas) | ✓ | ✓ | ✓ |
| Extracto de bilis de buey | ✓ | | |
| Amilasa | | | ✓ |
| Proteasa | | ✓ | |
| Lipasa | ✓ | | |

Algunas enzimas digestivas también contienen lactasa, que es una enzima para digerir la lactosa, el azúcar primario en la leche. Otras contienen una enzima adicional denominada alfagalactosidasa. Esta enzima ayuda a digerir algunos componentes indigeribles naturalmente que se encuentran en algunas verduras y legumbres, previniendo así los gases. Otro ingrediente clave es el clorhidrato de betaína, que es un ácido estomacal. Si necesitas o no un suplemento que contenga estas sustancias, lo trataremos en más profundidad en el próximo capítulo. Algunos suplementos también contienen amiloglucosidasa, que ayuda a digerir glucósidos que se encuentran en las hortalizas crucíferas como el repollo, la coliflor, la col, el brécol y la col de Bruselas, reduciendo también los gases.

Si eres vegetariano, lo mejor es elegir un suplemento de enzima digestiva que contenga amilasa, proteasa y lipasa. Si no eres vegetariano, la apuesta más segura es una enzima pancreática.

Puedes probar los efectos de estos suplementos de enzimas al aplastarlos y mezclarlos en unas gachas. Si el producto es bueno, las gachas se convertirán en líquido en treinta minutos. Cabe recordar que, aunque no supone ningún riesgo tomar enzimas digestivas normalmente, corregir los niveles de enzimas digestivas con suplementos prepara el terreno para aumentar los niveles corporales de nutrientes. Cuando esto se consigue, la digestión normalmente mejora y entonces ya no se necesitarán los suplementos. Por esta razón recomiendo tomar un suplemento de enzima digestiva con cada comida principal durante un mes y después dejar de tomarlo. Si la falta de enzimas constituye un problema para ti, deberías empezar a notar alivio al cabo de pocos días.

## Alimentos que contienen enzimas

Los problemas digestivos no tienen que ver únicamente con la falta de enzimas digestivas. Si comes demasiado, vas a presionar la capacidad digestiva de tu cuerpo incluso en las mejores circunstancias. Por eso, picotear (comer poco y a menudo) en vez de engullir supone una gran ayuda para la digestión. También lo es comer alimentos crudos, ya que contienen cantidades significativas de enzimas. El profesor Artturi Virtanen, un bioquímico de Helsinki y ganador del Premio Nobel, demostró que las enzimas en los alimentos sin cocinar se liberan en la boca cuando se mastican las verduras. Cuando estos alimentos se aplastan, las enzimas se ponen en contacto con la comida y empiezan el acto de digestión.

Estas enzimas de los alimentos no están desnaturalizadas por el ácido estomacal, tal y como han sugerido algunos investigadores, sino que de hecho siguen permaneciendo activas a lo largo del tracto intestinal. Las pruebas extensivas realizadas por Kaspar Tropp en Wurzburgo han demostrado que el cuerpo humano tiene un modo de proteger las enzimas que pasan por el intestino de tal forma que más de la mitad llegan al colon intactas. Ahí alteran la flora intestinal al obligar a la liberación del oxígeno, reduciendo las probabilidades de fermentación y putrefacción en los intestinos (un factor relacionado con el cáncer de colon). Al hacerlo también ayudan a crear condiciones en las que pueden crecer bacterias beneficiosas formadoras de ácidos lácticos.

Algunos alimentos también contienen bloqueadores de enzimas. Por ejemplo, las lentejas, las judías secas y los garbanzos contienen inhibidores de la tripsina (que evitan que las proteínas completen la digestión) y, por eso, pueden producir muchos gases. Sin embargo, este factor antienzimas se destruye al cocinar los alimentos.

Las dos enzimas digestivas principales, la amilasa y la proteasa, se encuentran en muchos alimentos. Durante siglos, el hombre ha hecho que estas enzimas alimenticias trabajasen predigeriendo comida antes de ingerirla. Los alimentos fermentados como el yogur o el sauerkraut constituyen buenos ejemplos. Sin embargo, los alimentos crudos también contienen estas enzimas, que se activan cuando masticamos, pero se destruyen al cocinarlas y de ahí la gran importancia de tomar frutas y verduras crudas. Cabe recordar que estos últimos alimentos también deben masticarse adecuadamente para liberar y activar las enzimas que contienen. La siguiente tabla muestra los alimentos que hasta ahora se ha probado que contienen niveles significativos de enzimas promotoras de la salud. Sin embargo, esta lista no es exhaustiva, ya que muchos alimentos no se han investigado. Conviene señalar que la fruta y la verdura cruda representan la mayor contribución a nuestra capacidad para digerir, absorber y alimentarnos con la comida.

| Alimento | Digiere:<br>Enzima: | Azúcares<br>Amilasa | Proteínas<br>Proteasa | Grasas<br>Lipasa | Radicales libres<br>Peroxidasa Catalasa |
|---|---|---|---|---|---|
| Manzana | | | | | • |
| Plátano | | • | | | |
| Repollo | | • | | | |
| Maíz | | • | | | |
| Huevo (crudo) | | • | • | • | • |
| Uva | | | | | • |
| Miel (cruda) | | • | | | • |
| Judías secas | | • | • | | |
| Mango | | | | | • |
| Leche | | • | | | • |
| Champiñones | | • | • | | • |
| Piña | | • | • | | |
| Arroz | | • | | | |
| Brotes de soja | | | • | | |
| Boniato | | • | | | |
| Trigo | | • | • | | |

**Enzimas naturalmente presentes en los alimentos crudos**

Resumiendo, podría decirse que puedes mejorar tu capacidad digestiva siguiendo estos pasos:

■ Toma un suplemento de enzimas digestivas con cada comida principal.

- ■ Evita comer en exceso. Es mejor comer poco y a menudo.

- ■ Come tantos alimentos crudos como desees, masticándolos siempre bien.

- ■ Elige alimentos que contengan enzimas como la papaya, la piña, los brotes y semillas de soja y los alimentos fermentados como el yogur.

# 4 La combinación de alimentos

Muchas personas se dan cuenta de que determinados tipos o combinaciones de alimentos no les van bien. Basándose en esta observación y en su investigación sobre salud y nutrición en la década de 1930, el doctor Howard Hay desarrolló un plan dietético, popularmente conocido como la «disociación de alimentos» que ha ayudado a millones de personas a sentirse más sanas.

Los elementos clave de la original teoría del doctor Hay eran tomar «alimentos de formación alcalina», evitar los alimentos refinados y muy procesados, tomar fruta sola y no mezclar alimentos ricos en proteínas con alimentos ricos en carbohidratos.

Como hemos visto, las proteínas y los carbohidratos se digieren de forma distinta. La digestión de carbohidratos empieza en la boca cuando la enzima digestiva amilasa, que se encuentra en la saliva, comienza a interactuar con la comida que mastica. Cuando se traga la comida y esta entra en el entorno relativamente ácido del estómago, la amilasa deja de trabajar. Sólo cuando la comida abandona el estómago, cuando el entorno digestivo es más alcalino, completa la siguiente ola de enzimas de amilasa la digestión de los carbohidratos (esta vez secretada por el páncreas en el intestino delgado).

Por otro lado, las proteínas no se digieren en la boca, sino que necesitan el entorno ácido del estómago y pueden permanecer ahí durante varias horas hasta que todas las proteínas complejas se han descompuesto en pequeños grupos de aminoácidos. Esto sólo ocurre en el estómago debido a los altos niveles de ácido hidroclórico que se necesita para activar la enzima digestiva de proteínas, la pepsina. Una vez que los pequeños grupos de aminoácidos abandonan el estómago, se encuentran con las peptidasas (de nuevo liberadas por el páncreas), que los descomponen en aminoácidos, dejándolos listos para la absorción.

## Mitos de la disociación de alimentos

El enfoque común y simplista ante la disociación de alimentos es separar los que contienen carbohidratos de los que contienen proteínas porque se digieren de forma distinta. El hecho de que tomar ciertos tipos de judías produzca flatulencia a menudo se cita como un efecto negativo porque las judías contienen tanto proteínas como carbohidratos. Sin embargo, ahora se sabe que esa no es la causa de la pésima reputación de las judías. Algunas judías contienen proteínas, como la lectina, que no puede ser digerida por las enzimas de nuestro sistema digestivo, incluso cuando se toman solas. No obstante, estas proteínas pueden ser digeridas por las bacterias que habitan en el intestino grueso. Por eso, cuando se comen judías, no sólo se está alimentando la persona, sino que también se alimentan las bacterias. Estas bacterias producen gases después de una buena comida de lectina, y de ahí la flatulencia. No tiene nada que ver con la combinación de alimentos. En muchos países en los que se sigue una dieta sana, las lentejas y las judías constituyen una comida básica y las personas no sufren problemas digestivos.

## Proteínas y carbohidratos. ¿Alimentos que luchan entre sí?

Está claro que, puesto que los alimentos no están compuestos exclusivamente ni de carbohidratos ni de proteínas, en términos prácticos separar las proteínas y los carbohidratos significa no combinar alimentos con concentración de proteínas y alimentos que contienen una concentración de fécula. La carne contiene 50% de proteínas y 0% de carbohidratos. Las patatas contienen un 8% de proteínas y un 90% de carbohidratos. Entre medio se encuentran las judías secas, las lentejas, el arroz, el trigo y la quinoa. Entonces, ¿dónde está la frontera si es que la hay?

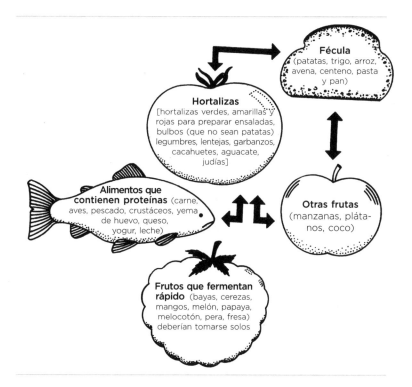

**Figura 2.** Combinación de alimentos. Lo que debe y no debe mezclarse. Los alimentos conectados por una flecha combinan bien.

## Fruta: el llanero solitario

En el pasado, dependiendo de cada estación del año teníamos acceso a unas frutas o a otras. Está claro que no éramos las únicas criaturas que comían fruta, ya que esta es básicamente el mejor concentrado de aporte de energía instantánea que requiere poca digestión, y se nos da bastante bien producir las enzimas y las hormonas necesarias para procesar estos carbohidratos simples. Una vez más, creo que en el pasado comíamos fruta sola. Cuando uno ya se ha zampado tres plátanos, no tiene muchas ganas de pasar a las verduras.

Muchos tipos de frutas blandas fermentan rápido una vez que maduran. Harían lo mismo si las pusieses en un recipiente caliente y ácido como el estómago. Eso es lo que ocurre si tomas un filete y melón acto seguido. Por eso, el consejo del doctor Hay de comer fruta por separado tiene mucho sentido. Puesto que la fruta tarda unos treinta minutos en pasar por todo el estómago y el concentrado de proteínas tarda de dos a tres horas, esto significa que el mejor momento para comer una pieza de fruta es más de media hora antes de una comida principal y después de dos horas y media (o incluso más si se han tomado muchas proteínas concentradas) de la comida. La única excepción a esta regla es combinar frutas que no fermentan rápido como los plátanos, las manzanas o las peras con alimentos ricos en carbohidratos como la avena o el mijo. Por eso unas gachas de avena con manzana o un bocadillo con pan de centeno y plátano está bien.

## Un equilibrio saludable

Resumiendo, la combinación de alimentos puede concentrarse en cinco pasos simples. Si una persona sigue teniendo problemas para digerir esas combinaciones de alimentos, puede que se deba a una deficiencia de enzimas digestivas, a una baja tolerancia a los alimentos o dismicrobialismos, causas que serán tratadas con detenimiento a lo largo del libro.

En general, para echarle una mano a tu digestión puedes:

- **Tomar el 80% de productos de formación alcalina y el 20% de formación ácida.** Esto significa ingerir grandes cantidades de verduras, fruta y menos alimentos proteicos como las judías, las lentejas y los cereales, en vez de carne, pescado, queso y huevos.

- **Comer frutas ácidas y de rápida fermentación solas como tentempiés.** La mayoría de las frutas fermentan rápido. Entre ellas se incluyen los melocotones, las ciruelas, los magos, las fresas y los melones. Las frutas con gran acidez (a pesar de ser de formación alcalina) también inhiben la digestión de carbohidratos. Entre ellas se incluyen las naranjas, los limones, los pomelos y la piña. Todas estas frutas requieren poca digestión y liberan su contenido natural de fructosa rápidamente. Tómalas solas como un tentempié cuando notes que necesitas energía.

- **Comer proteína animal sola o con verduras.** Las proteínas concentradas (como la carne, el pescado, el queso seco y los huevos) requieren grandes cantidades de ácido estomacal y una larga estancia en el estómago (unas tres horas) para poder ser digeridas. Por eso, no combines alimentos de rápida liberación o alimentos que fermenten con proteína animal.

- **Evitar todos los carbohidratos refinados. Toma carbohidratos sin refinar y de rápida liberación con carbohidratos sin refinar de lenta liberación.** Las frutas con carbohidratos de rápida liberación que no fermentan enseguida, como los plátanos, las manzanas y

el coco, pueden combinarse con cereales con carbohidratos de lenta liberación, como la avena o el mijo.

■ **No comas hasta que tu cuerpo esté realmente des-
pierto.** Deja que pase al menos una hora entre des-
pertarte y comer. Si haces ejercicio por la mañana,
come después. Nunca empieces tu día con un estimu-
lante (té, café o un cigarro). El estado de «estrés» inhibe la digestión. Toma sólo desayunos basados en
carbohidratos como los cereales, la fruta sola o tostadas integrales de centeno.

# 5 Aprobar el examen de acidez

Aunque no se trata de una enzima, uno de los factores críticos de la digestión es el ácido estomacal. Un defecto o un exceso son causas de problemas digestivos. El ácido estomacal, además de ser requerido para poder digerir todas las proteínas, también es necesario para la absorción de minerales y es la primera línea de defensa corporal contra las infecciones, al esterilizar concienzudamente los alimentos. Por ello, la falta de ácido estomacal (ácido clorhídrico) provoca que la persona no sea capaz de digerir bien y sea más propensa a las infecciones. A su vez, este problema puede conducir a indigestiones, sobre todo con comidas altamente proteicas, y conlleva el riesgo de desarrollar alergias a los alimentos porque las grandes moléculas de proteínas indigeridas pueden estimular reacciones alérgicas en el intestino delgado.

Una de las razones más comunes de falta de ácido estomacal es la deficiencia de zinc (porque la producción de ácido clorhídrico depende de una dosis suficiente de zinc). La producción de ácido clorhídrico a menudo disminuye en la tercera edad, al igual que ocurre con el zinc. Hay estudios que sugieren que más de la mitad de la población mayor de sesenta años sufre deficiencia de ácido clorhídrico.[1]

Los síntomas de baja acidez estomacal incluyen eructar después de comer, mal aliento, indigestión asociada a alimentos ricos en proteínas, dolor abdominal superior, flatulencia, hinchazón, diarrea o estreñimiento. Otro indicador es sentirse lleno poco después de haber empezado a comer o la sensación de que la comida tarda en llegar al estómago.

El estrés también suprime la producción de acidez estomacal. Esto se debe a que cuando estamos estresados el cuerpo canaliza la energía hacia la respuesta «luchar o escapar» y se aleja del proceso digestivo. Por eso comer en movimiento o cuando te sientes estresado no es una buena idea.

La solución nutricional al problema de poca acidez estomacal es tomar un suplemento de enzima digestiva que contenga clorhidrato de betaína más al menos 15 mg de zinc en una forma fácilmente absorbible como el citrato de zinc.

## Exceso de acidez

Hay personas que producen demasiada acidez estomacal y, por lo tanto, si toman suplementos de clorhidrato de betaína no harán más que empeorar la situación. En la mayoría de los casos el exceso de acidez indica que el estómago lo está pasando mal. Cuando un bebé toma

---

1. Rafsky, H.A. y Weingarten, M., «The study of the gastric secretory response in the aged» (El estudio de la respuesta secretorial gástrica en las personas mayores), *Gastroenterology*, mayo, págs. 348-352 (1947). Baker, H. et al., «Oral versus intramuscular vitamin supplementation for hypovitaminosis in the elderly» (Suplementos de vitamina oral *versus* intramuscular para la hipovitaminosis de las personas mayores), *Journal of the Americans Geriatrics Society*, vol. 48, págs. 42-45 (1980).

algo que no es adecuado, enseguida vomita o tiene diarrea. Un abuso continuo de dieta endurece el estómago y, por lo tanto, la respuesta no es tan inmediata, pero sin duda se inflama y se daña la pared estomacal.

El alcohol, el café, el té y las aspirinas irritan la pared intestinal al igual que ocurre si se toman demasiados productos de trigo en exceso. Las bebidas muy calientes y las comidas picantes, sobre todo con chili, también perjudican el estómago. La carne, el pescado, los huevos y otras proteínas concentradas estimulan la producción de acidez. Todos estos elementos agravan la situación aún más porque el ácido estomacal irritará un estómago inflamado y dolorido haciendo que, cuando esté sano, produzca sus propias secreciones protectoras de mucosas. El tratamiento médico tradicional es suprimir la inflamación tomando algún medicamento que contenga cimetadina. Sin embargo, esto no soluciona la causa subyacente del problema, que es tomar la comida y la bebida inadecuada.

## Úlceras estomacales

El resultado de una dieta agresiva con el estómago suele producir úlceras estomacales. Hay dos tipos de úlceras: úlceras pépticas, que están localizadas en el estómago, y úlceras duodenales, que están localizadas después del estómago, en el duodeno. La visión simplista es que las úlceras se deben a un exceso de ácido estomacal, pero en realidad el cuerpo está bien diseñado para protegerse de sus propios fluidos digestivos saludables. El problema es que tomar alimentos y bebidas inadecuadas daña el tracto digestivo, lo que se agrava aún más por la acidez estomacal. Reducir la ingestión de alimentos irritantes con alta concentración proteica ayuda a impedir que el problema de las úlceras existentes se agrave, pero las úlceras necesitan ser curadas.

La vitamina A es especialmente importante para curar las úlceras y las grasas omega 3 (que se encuentran en los aceites de pescado) ayudan a calmar la inflamación. La vitamina C, si bien es útil para la curación de las úlceras, es un ácido débil (ácido ascórbico) y, por lo tanto, puede empeorar el resultado. De hecho, si tomas un suplemento de vitamina C y experimentas enseguida un dolor gástrico o una sensación de ardor, deberías pedirle a tu médico que te haga una exploración para averiguar si tienes una úlcera. Es mucho mejor tomar suplementos de ascorbato cálcico o magnésico (que son formas alcalinas de vitamina C). Además, los minerales del calcio y el magnesio son especialmente alcalinos y suelen tener un efecto calmante en las personas que padecen exceso de acidez.

## La historia de *Helicobacter pylori*

Se sabe que la mayoría de las personas con úlceras están infectadas con una bacteria llamada *Helicobacter pylori,* que, a diferencia de otras bacterias, puede sobrevivir en el ambiente de alta acidez del estómago. Tanto si esta infección bacterial es la causa originaria de los problemas digestivos como la consecuencia de un tracto digestivo inflamado, no hay duda de que esta infección empeora la situación al reducir la protección corporal de mucosa gástrica protectora, desembocando en una inflamación y en úlceras.[2] Estar infectado con *Helicobacter* multiplica por cinco el riesgo de una persona a contraer úlcera duodenal[3] y el 95% de las personas con úlceras duodenales están infectadas con la bacteria.

---

2. Slomianye, A. et al., *Gut*, vol. 35 (71), (1994). Niederhauser, A. et al., *Gut*, vol. 35 (1427), (1994).

3. Leoci, E. y Lerardi, E., *Gut*, vol. 35 (78), (1994).

Por lo tanto, cualquier persona con úlcera, indigestión persistente o dolores gástricos debería someterse a una prueba de infección por *Helicobacter*. Se trata sólo de llevar a cabo un análisis de sangre y, si el diagnóstico es positivo, el tratamiento convencional suele ser antibióticos.

Resumiendo, si tienes problemas de acidez, indigestión, dolores gástricos o úlceras, podrías seguir los siguientes consejos:

- Si tienes síntomas de baja acidez, toma un suplemento de enzima digestiva que contenga ácido clorhídrico más 15 mg de zinc.

- Minimiza la ingestión de irritantes gástricos como la aspirina, el café, el alcohol, las bebidas muy calientes y las comidas muy picantes.

- Si sufres un exceso de acidez, reduce tu ingestión de alimentos ricos en proteínas como la carne, el pescado y los huevos y toma proteínas vegetales en su lugar.

- Si tienes una úlcera, toma un suplemento de grasas omega 3, 1 g de ascorbato cálcico o magnésico y 10.000 UI de vitamina A. También deberías someterte a la prueba de *Helicobacter pylori*.

# 6

# Uno es
# lo que absorbe

Una cosa es digerir completamente la comida y otra es absorberla bien. La concepción popular es que, una vez que se ha digerido la comida, va al intestino delgado y después al cuerpo a través de la sangre. En realidad, es un proceso bastante más complejo. En primer lugar, el intestino delgado no es tan pequeño como se suele creer. Aunque sólo tiene unos seis metros de longitud, tiene un área de superficie mayor que una pista de tenis. Las células altamente activas que unen esta superficie (la mucosa intestinal) se sustituyen cada cuatro días como media. Si esta superficie no está sana, su capacidad para absorber nutrientes a partir de la comida y su capacidad para rechazar sustancias tóxicas tampoco serán buenas.

Los distintos nutrientes se absorben mediante distintas secreciones del intestino delgado requiriendo cada uno de ellos un conjunto distinto de condiciones para maximizar la absorción. El duodeno, por ejemplo, sólo está un poco más abajo del estómago y, por eso, normalmente tiene un entorno algo ácido que facilita la absorción de minerales, grasas y vitamina B. Una falta de ácido estomacal, quizás debido a una deficiencia de zinc, puede tener el efecto perjudicial de reducir la cantidad de nutrientes absorbidos (irónicamente el propio zinc puede verse afectado). La vitamina B12 no puede ser absorbida como tal, sino que primero debe combinarse con una sustancia conocida como el factor intrínseco, que se produce en el estómago, siempre y cuando se secrete el ácido estomacal adecuado.

Otras condiciones también ayudan a la absorción, como la presencia del tipo de bacteria y fibra adecuados y la ausencia de irritantes digestivos, que se tratarán en los siguientes capítulos. Por lo tanto, los dos aspectos clave para potenciar la absorción óptima son mantener un tracto digestivo sano y un entorno equilibrado.

| Situación | Longitud | Salidas hacia la sangre |
|---|---|---|
| Duodeno | 30-45 cm | Calcio, magnesio, hierro, zinc, cobre, manganeso |
|  |  | Glucosa, fructosa |
|  |  | B1, B2, B6, C |
|  |  | Vitaminas solubles en grasa: A, D, E |
| Yeyuno | 3 m | Disacáridos: sacarosa, maltosa, lactosa |
|  |  | Vitaminas solubles en agua: tiamina, piridoxina, riboflavina, ácido fólico |
|  |  | Proteínas y aminoácidos |
| Íleon | 3,5 m | Colesterol |
|  |  | Vitamina B12 |
|  |  | Sales biliales |

## Promover la absorción saludable

La mala noticia es que las vellosidades (los pequeños relieves que constituyen la superficie del intestino delgado) se dañan fácilmente debido a la comida frita, el alcohol, las alergias a los alimentos, las sustancias irritantes que contiene la comida y otros factores como las infecciones. La buena noticia es que las células de mucosa intestinal que recubren el intestino son uno de los tipos de células que se regeneran más rápido del cuerpo. Si se les aporta los nutrientes adecuados se puede maximizar su absorción. Estos incluyen: vitamina A, que mantiene la membrana de las células fuerte y sana; zinc, que se necesita para reparar y reemplazar las células de mucosa ya agotadas; glutamina, un aminoácido, y ácido butírico, una especie de grasa que actúa como fuente de energía de las células de mucosa. Todos estos nutrientes ayudan a promover la absorción saludable.

Si bien casi todas las células corporales funcionan con glucosa (el producto final de la digestión de carbohidratos), la mucosa intestinal puede alimentarse de glutamina y ácido butírico. En circunstancias normales no hay necesidad de tomar ácido butírico tal y como es producido en el tracto intestinal por las bacterias, sobre todo en el colon. Los niveles de ácido butírico a veces se miden analizando las deposiciones para comprobar la salud del colon. Cuando los niveles están bajos, o cuando el tracto digestivo se ha visto dañado y es permeable, los suplementos de ácido butírico pueden ayudar a restaurar la salud digestiva. Lo mismo ocurre con el aminoácido glutamina. Si bien no es un nutriente esencial, supone una gran ayuda al nutrir, reparar y reconstruir el intestino delgado y, además, refuerza la inmunidad. La glutamina también ha demostrado ser de gran ayuda a la hora de curar el tracto digestivo dañado o permeable tras una operación o después de una infección.

## Cómo se produce la absorción

Mientras que algunos nutrientes sencillamente pasan al cuerpo mediante la pared intestinal, la mayoría son trasportados por moléculas. Estos procesos de absorción son distintos y a su vez dependen de varios nutrientes y no pueden completar su función sin ellos. Por eso, a veces puede darse un círculo vicioso si la absorción de nutrientes es más baja de lo normal, ya que la falta de nutrientes provocará también una baja absorción. La glucosa y los aminoácidos son nutrientes que necesitan transportarse activamente a través de la pared intestinal y, por lo tanto, son también los más afectados en caso de una mala absorción.

## Establecer las condiciones adecuadas

Antes de que los alimentos puedan ser absorbidos deben prepararse para este proceso en el que además de participar las enzimas digestivas también entrarán en juego las enzimas que promueven la absorción activa. Estas dependen de los nutrientes (en otras palabras, ciertos nutrientes ayudan a otros nutrientes a ser absorbidos). Un ejemplo es el zinc y la vitamina B6: este hecho quedó demostrado en un experimento en el que se les daba a animales cantidades mayores de vitamina B6 y la misma cantidad de zinc. Cuanta más vitamina B6 les daban, más zinc absorbían en la sangre.[4]

Algunos minerales, como el zinc o el selenio, compiten entre sí por la absorción, de forma que técnicamente se absorben mejor individualmente en un estómago vacío. Sin embargo, a menos que te guste tomar suplementos a distintas horas del día, por razones prácticas está bien lo que la naturaleza hace: toma nutrientes como parte de la comida. Ten en cuenta que ciertos alimentos contienen sustancias que pueden llegar a interferir de forma signi-

---

4. Pfeiffer, C., estudio de investigación original (sin publicar), Brain BioCenter. Pillay, D. et al., «Zinc status in vitamin B6 deficiency» (El papel del zinc en la deficiencia de vitamina B6), *International Journal for Vitamin and Nutrition Research*, vol. 67 (1), págs. 22-26 (1997).

ficativa en la absorción de nutrientes. Entre ellos se encuentran:

- Fitatos en el trigo.

- Oxalatos en las espinacas y ruibarbo.

- Metilxantinas en el té, el café y el cacao.

El efecto que causan estas sustancias en la absorción de nutrientes no debe pasarse por alto. Por ejemplo, cuando se come col, se absorbe el 40% del hierro que contiene. Por el contrario, cuando se comen espinacas, que son una buena fuente de oxalatos, sólo se absorbe el 5%. Tomar una taza de café con la comida principal también puede reducir hasta un tercio la absorción de hierro.

Cualquier sustancia que irrita el tracto digestivo, desde el alcohol hasta los antibióticos, tendrá un efecto indeseado en la absorción. La tabla que mostramos a continuación muestra qué ayuda y qué dificulta la absorción de nutrientes.

| Maximizar la absorción | | | | |
|---|---|---|---|---|
| Vitaminas solubles en grasa | Mejor forma | Cuándo tomarla | Qué ayuda | Qué dificulta |
| A | Retinol Betacaroteno | Con alimentos que contengan grasa o aceite | Zinc Vitamina E | Falta de bilis y Vitamina C |
| E | D-alfa Tocoferol | Con alimentos que contengan grasa o aceite | Selenio Vitamina C | Falta de bilis Formas férricas de hierro Grasas oxidadas |
| D | Ergocalciferol Colecalciferol | Con alimentos que contengan grasa o aceite | Calcio Fósforo | Falta de bilis Vitaminas E y C |

| Vitaminas solubles en agua | Mejor forma | Cuándo tomarla | Qué ayuda | Qué dificulta |
|---|---|---|---|---|
| B1 | Tiamina | Sola o con las comidas | Complejo B Manganeso | Alcohol Antibióticos Estrés |
| B2 | Riboflavina | Sola o con las comidas | Complejo B | Alcohol Antibióticos Fumar Estrés |
| B3 | Ácido nicotínico Nicotinamida | Sola o con las comidas | Complejo B | Alcohol Antibióticos Estrés |
| B5 | Calcio Pantotenato | Solo o con las comidas | Biotina Ácido fólico Complejo B | Antibióticos Estrés |
| B6 | Pirodoxina Clorhídrico +fosfato | Sola o con las comidas | Zinc Magnesio Complejo B | Alcohol Antibióticos Estrés |
| B12 | Cianocobalamina Gel nasal | Sola o con las comidas | Calcio Complejo B | Alcohol Antibióticos Parásitos intestinales Estrés |
| Ácido fólico | | Sola o con las comidas | Vitamina C Complejo B | Alcohol Antibióticos Estrés |
| Biotina | | Sola o con las comidas | Complejo B | Antibióticos Avidina Estrés |
| PABA | Paramino Ácido benzoico | Sola o con las comidas | Ácido fólico Complejo B | Antibióticos Estrés |
| Colina | Fosfatidil Colina Lecitina | Sola o con las comidas | B5 | Alcohol Antibióticos Estrés |
| Inositol | Lecitina | Sola o con las comidas | Colina | Alcohol Antibióticos Estrés |
| C | Ácido ascórbico | Sola o con las comidas | Hidroclorido | Comidas pesadas |

| Minerales | Mejor forma | Cuándo tomarla | Qué ayuda | Qué dificulta |
|---|---|---|---|---|
| Calcio | Quelato Carbonato Ascorbato | Con comida proteica | Magnesio Vitamina D Hidroclorido | Té/café Fumar |
| Magnesio | Quelato Carbonato Ascorbato | Con comida proteica | Calcio Vitamina B6 Vitamina D Hidroclorido | Alcohol Té/café Fumar |
| Hierro | Formas férreas Quelato Gluconato | Con el estómago vacío por la tarde | Vitamina B6 Vitamina C Hidroclorido | Ácido oxálico Té/café Fumar |
| Zinc | Quelato Gluconato Orotate Sulfato | Con el estómago vacío por la tarde | Vitamina B6 Vitamina C Hidroclorido | Ácido fítico Plomo Cobre Calcio Alcohol Té/café |
| Manganeso | Quelato Gluconato Orotate | Con comida proteica | Vitamina C Hidroclorido | Alta dosis de zinc Té/café Fumar |
| Cromo | Quelato Gluconato | Con comida proteica | Vitamina C Hidroclorido | Té/café Fumar |
| Selenio | Selenito sódico | Con el estómago vacío | Vitamina E Hidroclorido | Café |
| | Levadura de selenito | Con el estómago vacío | Vitamina E Hidroclorido | Mercurio Té Fumar |

## Poner a prueba tu absorción

Si tu médico de cabecera sospecha que puedes no estar absorbiendo bien los alimentos, seguramente te hará una de estas dos pruebas. La primera consiste en un análisis de los excrementos que puede medir gran número de factores que reflejen tu capacidad general para digerir y absorber. La presencia en las heces, de proteínas, grasas y carbohidratos indica una capacidad limitada para digerir y/o absorber la comida.

Un indicador mucho más preciso de los problemas de absorción es una prueba de permeabilidad intestinal. Aunque hay distintos métodos para determinar la permeabilidad intestinal, todos requieren beber algo y recoger después una muestra urinaria. A continuación se analiza la muestra para indicar qué tamaños de molécula están pasando por la pared del tracto digestivo. Las estrategias terapéuticas para corregir los problemas de absorción una vez identificados se exponen en el capítulo 16.

En resumen, a menos que hayas identificado un problema de absorción, los siguientes consejos te ayudarán a maximizar tu capacidad para absorber los nutrientes de los alimentos:

- Evita tomar té, café o alcohol con las comidas.

- No comas demasiado trigo.

- Toma un suplemento de multivitaminas y minerales que contenga al menos 7.500 UI (2.275 mg) de vitamina A y 15 mg de zinc con las comidas.

- Toma un suplemento de 5 g de glutamina antes de ir a la cama.

# 7

# El factor de la fibra

Todos hemos contraído una gran deuda con los doctores Denis Burkitt y Hubert Trowell, que incansablemente recorrieron el planeta recogiendo muestras de heces. La conclusión de su investigación es que las comunidades con heces de formación suelta tenían baja incidencia de colitis, diverticulitis, apendicitis, hemorroides y estreñimiento, mientras que las comunidades con heces más duras y compactas estaban plagadas de enfermedades digestivas además de las enfermedades clásicas occidentales de diabetes, enfermedades cardíacas y cáncer. Identificaron el ingrediente promotor de la salud como «fibra».

## ¿Qué es la fibra?

No todos los tipos de carbohidratos pueden digerirse y descomponerse en glucosa. El carbohidrato indigestible se denomina fibra. La fibra es un constituyente natural de una dieta saludable rica en frutas, verduras, legumbres y cereales. Si sigues una dieta que incluya estos alimentos, tendrás menos riesgo de contraer cáncer de intestino, diabetes o enfermedad diverticular, y seguramente no padecerás estreñimiento.

Contrariamente a la imagen popular de la fibra como mero «forraje», se trata de un componente alimenticio que puede absorber agua. Al hacerlo, hace que la materia fecal sea menos densa y que su paso por el tracto digestivo sea más fácil. Así se disminuye el tiempo que los residuos orgánicos permanecen dentro del cuerpo y también el riesgo de infección o de cambios celulares debidos a carcinógenos que se producen cuando se degradan ciertos alimentos, sobre todo la carne. El que las heces sean más voluminosas previene asimismo el estreñimiento.

Hay muchos tipos de fibra y algunos son proteínas en vez de carbohidratos. Algunas clases de fibra, como la que se encuentra en la avena, se llaman «fibras solubles» y se combinan con las moléculas de azúcar para ralentizar la absorción de carbohidratos. Por lo tanto, este tipo de fibra ayuda a mantener equilibrados los niveles de azúcar en la sangre. Hay fibras que absorben el agua mucho más que otras. Así, mientras que la fibra de trigo, por ejemplo, multiplica diez veces su volumen original al estar en agua, el glucomanano (de la planta japonesa konjac) es una fibra que se multiplica por cien en el agua. Los tipos de fibra altamente absorbentes, al hinchar la comida y ralentizar la liberación de azúcares, pueden ayudar a controlar el apetito y lograr un mantenimiento de peso.

## ¿Cuánta fibra?

La ingestión diaria media de fibra en el Reino Unido y en Estados Unidos es de unos 20 g, que es menos de la mitad de lo que consumen los africanos rurales, unos 55 g al día, que sufren menos enfermedades digestivas que la población de Occidente. Una ingestión diaria de fibra ideal no debería ser menor de los 35 g al día. La tabla que mostramos a continuación expone qué cantidad de cada alimento debería tomarse para conseguir 10 g de fibra.

Por ejemplo, si se toma una taza de avena, una manzana y una cucharada pequeña de semillas durante el desayuno, se obtienen: 10 g + 3 g + 2 g = 15 g de fibra. Una ensalada grande que tuviese hortalizas crujientes como zanahorias, repollo o brécol podría aportarte otros 15 g. Una comida basada en legumbres te proporcionará otros 15 g.

### Cantidad de alimento requerida para obtener 10 g de fibra

| Alimento | Cantidad (para obtener un equivalente a 10 g de fibra) |
| --- | --- |
| Fibra natural de salvado | 37 g/0,5 taza |
| Almendras | 107 g/0,8 taza |
| Manzana | 500 g/3-4 manzanas |
| Albaricoques secos | 42 g/1 taza |
| Judías secas cocidas | 137 g/1 lata pequeña |
| Patata al horno (con piel) | 400 g/1 grande |
| Plátanos | 625 g/3 plátanos |
| Brécol | 358 g/1 cabeza grande |
| Repollo | 466 g/1 grande |
| Zanahorias | 310 g/3 zanahorias |
| Coliflor | 475 g/1 grande |
| Ensalada de col | 400 g/1 porción grande |
| Copos de maíz | 91 g/3,5 tazas |
| Higos secos | 54 g/0,3 tazas |
| Lentejas cocidas | 270 g/2 tazas |
| Patatas hervidas | 500 g/7 patatas |
| Galletas de avena | 250 g/10 galletas |
| Avena | 75 g/1 taza |
| Naranjas | 415 g/3 naranjas |

| Alimento | Cantidad (para obtener un equivalente a 10 g de fibra) |
|---|---|
| Melocotón | 625 g/6 melocotones |
| Cacahuetes | 125 g/1 taza |
| Guisantes | 83 g/1 taza |
| Ciruelas | 146 g/1 taza |
| Crujientes de arroz | 222 g/8 tazas |
| Pan de centeno | 160 g/6 rebanadas |
| Pipas | 147 g/1 taza |
| Cereales de trigo | 23 g/0,5 taza |
| Pan blanco | 370 g/15 rebanadas |
| Pan integral | 115 g/5 rebanadas |

Siempre y cuando se ingieran los alimentos adecuados, 35 g de fibra pueden conseguirse fácilmente sin la necesidad de añadir fibra extra. El profesor de nutrición John Dickerson, de la Universidad de Surrey, Inglaterra, ha subrayado el peligro de añadir salvado de trigo a una dieta pobre en nutrientes. La razón es que el salvado de trigo contiene altos niveles de fitato, lo que reduce la absorción de minerales esenciales, incluyendo el zinc. Lo mejor seguramente es conseguir una mezcla de fibra a partir de avena, lentejas, judías, semillas, frutas y verduras crudas o cocinadas. La mayoría de la fibra que contienen las hortalizas se destruye al cocinarse y de ahí que sea mejor comerlas crujientes.

## Poner a prueba el tiempo de tránsito gastrointestinal

Aparte de analizar lo que comes, puedes obtener un indicador «funcional» de si tomas suficiente fibra, realizando una prueba muy sencilla para medir el tiempo de tránsito gastrointestinal (el tiempo que tarda la comida en pasar por el tracto digestivo). Puedes comprar unas pastillas de carbón vegetal y tomar veinte granos (o 1 g) o comer una remolacha. Anota la hora y el día en que haces esta toma. Cuando veas una hez oscura, en el caso del carbón, o rojiza en el caso de la remolacha, podrás calcular el tiempo de tránsito.

Si tu tiempo de tránsito es inferior a doce horas, quizás no estes absorbiendo todos los nutrientes de tu comida y deberías investigar la posibilidad de problemas de absorción. Si tu tiempo de tránsito es superior a las veinticuatro horas, quiere decir que el material de desperdicio está permaneciendo demasiado tiempo dentro de ti, un factor que aumenta tu riesgo a contraer enfermedades relacionadas con el colon. Se trata de una señal para aumentar tu ingestión de fibra y realizar algún tipo de ejercicio que fortalezca tus músculos abdominales.

El ejercicio ayuda porque promueve la respiración profunda, de modo que el diafragma (un músculo en forma de bóveda que separa el pecho y la cavidad abdominal) se estira hacia abajo para permitir una inhalación más completa y vuelve a su posición normal cuando exhala. Esta acción masajea el tracto digestivo y fomenta los movimientos intestinales.

Beber suficiente agua también forma parte de la ecuación. Si no bebes bastante agua, el contenido de tu tracto digestivo estará más duro y se moverá con mayor dificultad. Los aceites que se encuentran en las semillas de tierra, como las semillas de lino, también ayudan a promover los movimientos saludables del intestino.

En resumen, para conseguir que todo se mueva adecuadamente:

- Toma cereales, lentejas, judías, frutos secos, semillas, fruta y verdura frescas.

- Evita los alimentos refinados, blancos, procesados y muy cocinados.

- Haz ejercicio al menos tres veces a la semana.

- Bebe mucha agua: al menos 1,5 litros al día.

# 8 Promover la flora intestinal

¿Sabes que hasta dos kilos de tu peso corporal proviene de las bacterias? Una persona normal tiene alrededor de cuatrocientos tipos de bacterias inofensivas, la mayoría residentes en el tracto digestivo, que se multiplican constantemente. Hay alrededor de cien trillones de bacterias en el tracto digestivo, la mayoría de las cuales están situadas en el colon.[5] El resultado es mayor que el número total de células en el cuerpo. Cada día creamos enormes cantidades de bacterias y eliminamos una cantidad igual mediante la defecación.

No todas estas bacterias son buenas para el organismo, pero siempre que se cuente con suficientes bacterias promotoras de la salud, estas actuarán como batallón de defensa contra cualquier bacteria dañina y otros microbios productores de enfermedades, incluyendo los virus y los hongos. Las bacterias buenas producen algunas vitaminas y digieren la fibra, permitiéndote obtener más nutrientes de lo que de otro modo serían alimentos indi-

---

5. Mitsuuoka, T., «Intestinal flora & aging» (Flora intestinal y envejecimiento), *Nutrition Reviews*, vol. 50 (12), págs. 438-446 (1992).

gestibles y, así, te ayuda a establecer un entorno digestivo sano.

Nosotros descendemos, en parte, de las bacterias. Entre
las células de nuestro cuerpo se encuentran los «orgánu-
los» (o componentes), cada uno con una función especí-
fica. En la actualidad, los biólogos consideran que las
células complejas que conforman nuestro cuerpo pueden
haberse desarrollado a partir de microorganismos más
pequeños como las bacterias, «trabajando conjuntamen-
te». Con el tiempo, esta colaboración condujo al desarrollo de las células complejas de las que estamos hechos.
Por ejemplo, las fábricas de energía dentro de nuestras
células (denominadas mitocondrias) derivan de estas
bacterias.

## Probióticos

Existen unas bacterias amigas del organismo humano que
se conocen como «flora intestinal» o probióticos. Las
principales bacterias beneficiosas son los lactobacilos y
las bifidobacterias. Estas últimas representan la cuarta
parte del total de la flora del tracto digestivo. Tomar suplementos de estas bacterias hace que las bacterias
patogénicas (dañinas) tengan menos posibilidades de
sobrevivir. Hay muchos tipos distintos de bacterias «amigas», algunas viven en el intestino, mientras que otras
«sólo están de paso» y son útiles mientras están allí.

| Los principales tipos de bacterias beneficiosas | | |
|---|---|---|
| | **Niños** | **Adultos** |
| Residentes | *B. infantis*<br>*B. bifidum* | *L. acidophilus*<br>*B. bacterium*<br>*L. salivarius*<br>     *enterococci* |
| De paso | *L. bulgaricus*<br>*S. thermophilus* | *L. casei* (del queso)<br>*S. thermophilus*<br>*L. salivarius*<br>*L. bulgaricus* |

B. = Bifidobacteria; L.= *Lactobacillus*; S.= *Streptococcus*

Las que son residentes, a veces llamadas de «tipo humano», suelen ser más efectivas a la hora de combatir infecciones porque se multiplican y colonizan el tracto digestivo. Otras están disponibles en alimentos fermentados, como el yogur, miso y sauerkraut. El yogur y otros productos lácteos fermentados a menudo contienen *Lactobacillus thermophilus* o *bulgaricus*. Estas bacterias están en el cuerpo durante aproximadamente una semana realizando un trabajo beneficioso. Al igual que otras bacterias positivas, pueden producir vitaminas y convertir la lactosa (el principal azúcar de la leche) en ácido láctico. Esto hace que el tracto digestivo sea ligeramente más ácido, inhibiendo los microbios causantes de las enfermedades, como *Candida albicans*, y evitando que se multipliquen.

Las ventajas de tener una población sana de bacterias beneficiosas son numerosas, ya que:

- **Producen vitaminas,** incluyendo las vitaminas B1, B2, B3, B5, B6, B12, biotina, A y K.

- **Luchan contra las infecciones** y han demostrado reducir a la mitad el tiempo de recuperación al padecer diarrea, previenen el crecimiento de la samonela y *E. coli* (la bacteria responsable de muchos casos de intoxicación), *Helicobacter pylori* y *Candida albicans*.

- **Fortalecen el sistema inmunológico** al incrementar el número de células inmunes.

- **Promueven otras bacterias «buenas», a la vez que reducen las bacterias «malas».** Por ejemplo, el suplemento de *Lactobacillus acidophilus* ha demostrado promover las bifidobacterias beneficiosas e inhibir los microbios productores de enfermedades.[6]

- **Reparan y fomentan la salud del tracto digestivo,** puesto que las bacterias beneficiosas fermentan los azúcares en cortas cadenas de ácidos grasos, como el ácido butírico, que sirven como energía para el recubrimiento intestinal, ayudándole a autorrepararse.

- **Reducen la inflamación** y han demostrado ayudar en condiciones como la artritis.[7]

- **Disminuyen las reacciones inflamatorias alérgicas** al reducir la respuesta en el intestino a los alimentos alergénicos.[8] Muchas reacciones a los alimentos no se deben sólo a una alergia, sino también a la alimentación de bacterias perjudiciales que producen, enton-

---

6. Bernet, M.F. et al., «*Lactobacillus acidophilus* LA1 binds to cultured human intestinal cell lines and inhibits cell attachment and cell invasion by enterovirulent bacteria» (*Lactobacillus acidophilus* LA1 está estrechamente relacionado con las células intestinales humanas e inhibe la conexión de células y la invasión de estas mediante bacterias enterovirulentas), *Gut*, vol. 35, págs. 483-489 (1994).

7. Peltonen, R. et al., «Changes of faecal flora in rheumatoid artritis during fasting and one-year vegetarian diet» (Cambios en la flora fecal en la artritis reumatoide durante el ayuno y un año de dieta vegetariana), *British Journal of Rheumatology*, vol. 33, págs. 638-643 (1994).

8. Majamaa, H., Isolaui, E., «Probiotics: a novel approach in the management of food allergy» (Probióticos: un nuevo enfoque en el tratamiento de las alergias a los alimentos), *J Journal of Allergy and Clinical Immunology*, vol. 99, págs. 179-185 (1997).

ces, sustancias que activan el sistema inmunológico en el intestino.[9]

## Promover las bacterias saludables

Muchas culturas han observado los efectos saludables de los alimentos fermentados y los incluyen como parte habitual de su dieta. Estos alimentos son:

- Yogur, queso fresco, kefir (de producción láctea).

- Sauerkraut, escabeche (de verduras).

- Miso, tofu, natto, tempeh (soja fermentada por un hongo), tamari, shoyu, yogur de soja (procedente de soja).

- Pan de masa agria (de trigo o centeno, asumiendo que no sea sensible al trigo o al gluten).

Incluir estos productos en tu dieta es una buena forma de promover la flora intestinal sana, al igual que lo es ingerir productos que alimenten la flora intestinal. La mejor bacteria promotora de salud que se encuentra en la comida es el fructooligosacárido, que a veces se conoce también como prebiótico. Los plátanos son especialmente ricos en esta bacteria, al igual que la cebada, la fruta, el ajo, la aguaturma, la cebolla y las semillas de soja. Un estudio llegó a la conclusión de que tomar polvos de plátano hacía que las paredes estomacales fuesen más gruesas, a diferencia de la aspirina, que las estrecha.[10]

En general, llevar una dieta basada en vegetales, frutas y

---

9. Hunter, J.O., «Food allergy–or enterometabolic disorder?» (¿Alergia a los alimentos o trastorno enterometabólico?), *Lancet*, vol. 338, págs. 495-496 (1991).

10. Goel, R.K. et al., «Anti-ulcerogenic effect of banana powder (*Musa sapientum var. paradisiaca*) and its effect on mucosal resistance» [Efecto anti-ulcerógeno del polvo de plátano (*Musa sapientum var. paradisiaca*) y su efecto en la resistencia de mucosas], *Journal of Etnopharmacology*, vol. 18 (1), págs. 33-44 (1986).

verduras (que por naturaleza tienen alta dosis de fibra) facilitará seguramente el crecimiento de bacterias beneficiosas. Por otro lado, una dieta rica en carne, aparte de ser la principal fuente de infecciones gastrointestinales, puede introducir productos tóxicos descompuestos, además de retardar el tiempo de tránsito gastrointestinal.

## Reinoculación del tracto digestivo con probióticos

Si has padecido una infección importante o te han tratado con antibióticos, posiblemente te beneficiarás más de la «reinoculación» de tu tracto digestivo al tomar un suplemento probiótico. Cuanto más «amplio espectro» tenga el antibiótico, más posibilidades tendrá de devastar tu colonia de bacterias beneficiosas, lo que te dejará aún más bajo de defensas ante una posible infección.

Las tiendas de productos naturales venden suplementos probióticos, muchos de los cuales contienen una combinación de bacterias beneficiosas. Las dos familias más comunes de bacterias que suelen ofrecerse son *Lactobacillus acidophilus* y bifidobacterias. Se incluyen distintos tipos según se trate de suplementos destinados a niños o adultos, así que deberían aconsejarte cuál es el más apropiado para ti, dependiendo de tus circunstancias.

Estos suplementos están realizados a partir de bacterias cultivadas, que después se congelan y secan. Se trata de organismos delicados que se conservan mejor en el frigorífico. Cuando se tragan y entran en contacto con la humedad, vuelven a la vida. Los mejores suplementos probióticos también contienen fructo-oligosacáridos para que las bacterias se alimenten, promoviendo su rápida multiplicación, por lo que es conveniente leer bien la etiqueta. Los fructo-oligosacáridos también pueden tomarse solos y se ha demostrado que ayudan a aumentar el nivel de «bacterias beneficiosas» y a reducir las «bacterias perjudiciales», además de corregir el estreñimiento.[11]

Por lo general, hay que tomar una o dos cápsulas o una cucharadita al día, lo que proporciona alrededor de un billón de cada tipo de bacterias. Es mejor tomarlos con la comida si las bacterias están microencapsuladas o protegidas entéricamente. De no ser así, toma el suplemento sin comida para minimizar su destrucción con los ácidos gástricos del estómago. Si estás tomando probióticos terapéuticamente (por ejemplo, para reinocular el tracto digestivo después de haber tomado antibióticos o como parte de una estrategia antiinfecciosa para acabar con la candidiasis), quizás necesites triplicar esta cantidad. Estos altos niveles de probióticos y prebióticos como los fructo-oligosacáridos a veces provocan flatulencia, al menos a corto plazo. No obstante, no debería interpretarse como una mala señal. En ocasiones, cuando los organismos poco deseados mueren, los síntomas empeoran antes de mejorar.

En resumen, estos son algunos de los pasos que puedes dar para beneficiar tu flora intestinal:

- Seguir una dieta que se base más en vegetales.

- Tomar alimentos fermentados como yogur, queso fresco, miso, shoyu, sauerkraut y pan de masa agria.

- Tomar suplementos probióticos que contengan tipos de bacterias beneficiosas como los fruto-oligosacáridos.

---

11. *The American Journal of Clinical Nutrition*, vol. 65 (1997).

# 9 Irritantes digestivos: alcohol, antibióticos...

Muchas sustancias que consumimos a diario (aparte de los alimentos a los que somos alérgicos) son irritantes digestivos. Entre ellas se incluyen el alcohol, los antibióticos, los analgésicos, ciertas especias, trigo, café y té. En exceso, estos productos pueden ser la causa de problemas digestivos.

## Alcohol

El alcohol es un irritante intestinal que causa inflamación y daña la pared del tracto digestivo. Estas consecuencias negativas aumentan el riesgo de permeabilidad intestinal anormal, lo que a su vez incrementa la posibilidad de reacciones alérgicas, sobre todo a los ingredientes que se encuentran en las bebidas alcohólicas. Por esta razón, uno de cada cinco bebedores de cerveza y vino (sometidos a prueba) muestran sensibilidad a la levadura. Los bebedores de vino se vuelven sensibles a los sulfitos que se añaden a las uvas para controlar su fermentación. Los sulfitos también se encuentran en los humos contaminados, y la enzima del hígado que elimina la toxicidad de los sulfitos depende del molibdeno, trazos de un elemento del que muchas personas muestran deficiencias. Es mejor elegir vinos y cavas orgánicos libres de sulfitos. Cabe notar que el cava tiene la ventaja de no contener levadura.

Además de aumentar la permeabilidad intestinal, el alcohol causa estragos en las bacterias intestinales. Las convierte en metabolitos que incrementan la proliferación de células en el colon, lo que puede incluso iniciar un cáncer. Asimismo, puede ser absorbido directamente por las células mucosas que recubren el tracto digestivo y convertido en aldehído que interfiere en la reparación de ADN y promueve tumores. Cabe añadir que algunas bebidas alcohólicas contienen el carcinógeno uretano. Este se forma como resultado de una reacción química que ocurre durante la fermentación, el horneado o el almacenaje y se ha encontrado en el whisky borbón americano, los brandis europeos de frutas, el jerez, el vino oporto, el sake y el vino chino. Sin embargo, no se ha encontrado en el vodka, la ginebra ni en la mayoría de cervezas.

De acuerdo con la Organización Mundial de la Salud, tomar alcohol se ha relacionado con el cáncer de garganta, boca, laringe, faringe, esófago, vejiga, mama e hígado, con un riesgo sustancialmente mayor para quienes fuman y beben. La Fundación Mundial de Investigación de Cáncer ha llegado a las mismas conclusiones y resalta que el mayor aumento de riesgo de desarrollar cáncer de colon y mama se ha observado en personas con niveles muy bajos de consumo. En el caso del cáncer de mama, el riesgo ya existe con la ingesta de cuatro bebidas a la semana, mientras que para el cáncer de colon ese riesgo se hace evidente con una bebida al día.

Si bien hay un ligero efecto protector frente a enfermedades cardíacas al ingerir pequeñas cantidades de vino tinto, el consumo regular de alcohol en términos generales es muy perjudicial para la digestión y aumenta el riesgo de cáncer. En concreto, incrementa el riesgo de permeabilidad intestinal anormal y de alergias y, por lo tanto, debería evitarse durante un programa de salud digestiva.

## Antibióticos

Los antibióticos están diseñados para matar las bacterias, y cuanto más «amplio espectro» tengan, más dañarán las bacterias vitales y promotoras de la salud en el tracto digestivo. La gran cantidad de antibiótico que se necesita tomar para que entre en el flujo sanguíneo y combata, por poner un ejemplo, una infección de pecho crea un exceso masivo de antibiótico en el tracto digestivo superior. Puesto que la flora intestinal protege el tracto digestivo, su destrucción enseguida implica inflamación y molestias (que la mayoría de las personas experimenta en las siguientes cuarenta y ocho horas tras la toma de antibióticos).

Los antibióticos aumentan la permeabilidad intestinal, así como el riesgo y la gravedad de alergias. Por ejemplo, tratar a un niño con otitis con antibióticos multiplica por cinco el riesgo de que padezca otra infección auditiva. Esto se debe a que las infecciones en el oído suelen ser consecuencia de una alergia, normalmente a los productos lácteos, lo que da como resultado un exceso de producción mucosa.

Con el uso global actual de 50.000 toneladas de antibióticos al año, los animales (incluyéndonos a los humanos) son menos resistentes a la enfermedad, y las bacterias cada vez son más resistentes a los antibióticos. Quedan pocas dudas de que esto ha tenido que ver con el rápido ascenso de intoxicaciones que acaban con más de un millón de personas al año en todo el mundo.[12]

12.  *New Scientist*, 17 de diciembre de 1994.

## Analgésicos

Los analgésicos más comunes, conocidos como fármacos antiinflamatorios no esteroideos, son muy perjudiciales para la digestión.

Entre ellos se encuentran: ibuprofeno, fenoprofeno, flurbiprofeno, ketoprofeno, naproxeno, tolmetina, sulindac, azapropazona, indometacina, fenilbutazona, ácido mefenámico, diclofenac, fenbufen, piroxicam, ácido tiaprofénico y aspirina. Sólo en Inglaterra se recetan dieciocho millones de estos fármacos al año.

El fármaco más utilizado para paliar el dolor y la inflamación es la aspirina. Esta puede ser bastante efectiva, pero es altamente perjudicial para la digestión. En 1980, el VI Congreso de Nutrición Mundial indicó que tomar una sola aspirina puede provocar que el intestino sangre durante una semana. Imagínate lo que pueden hacer altas dosis tomadas diariamente durante años.

Los analgésicos aumentan la permeabilidad intestinal[13] y las úlceras en el intestino delgado, lo que puede conducir a graves complicaciones. En un estudio de la Universidad de Iowa, Estados Unidos, realizado a atletas que tomaban aspirina para prevenir inflamaciones, se observó que dicha ingestión aumentaba significativamente su permeabilidad intestinal.[14]

Una proporción significativa de úlceras en el intestino delgado puede ser debida a las aspirinas.[15] Al menos nueve analgésicos han sido retirados del mercado; estos fármacos son responsables de una cuarta parte de las

---

13. Bjarnason et al., *The Lancet*, vol. 1, pág. 297 (1983).

14. Ryan, A.J. et al., «Gastrointestinal permeability following aspirin intake and prolonged running» (Permeabilidad gastrointestinal a raíz de la toma de aspirina y las carreras prolongadas), *Medicine & Science in Sports & Exercise*, vol. 28 (6), págs. 698-705 (1996).

15. Allison et al., *New England Jorunal of Medecine*, vol. 327, págs. 749-754 (1992).

reacciones médicas adversas informadas. En Estados Unidos, el gasto en analgésicos supone aproximadamente la misma cantidad que cuesta tratar sus efectos secundarios (la mayoría son reacciones gatrointestinales).

El acetaminofén (paracetamol) no tiene los mismos efectos irritantes que otros analgésicos, pero es más perjudicial para el hígado. La irritación gastrointestinal debida a los analgésicos sobrepasa la capacidad para desintoxicar, del hígado que se ve muy comprometido con el uso de este analgésico.

## Café y té

El café contiene un grupo de sustancias conocidas como metilxantinas, que incluyen la cafeína, la teobramina y la tofilina. Estas sustancias irritan el tracto digestivo y también dificultan el recorrido de los minerales, eliminándolos antes de ser absorbidos. Así, las consecuencias de tomar demasiado café son la irritación gastrointestinal y una baja absorción de nutrientes.

Lo mismo ocurre hasta cierto grado con el té. Las sustancias químicas presentes son distintas: el té tiene menos cafeína, pero más tanino, que perjudica a los minerales, expulsándolos del cuerpo.

Una taza de té o café al día no supone casi nunca un problema. No obstante, alguien que experimente problemas digestivos y que tome regularmente té o café en exceso debería eliminar estas bebidas mientras se somete a un programa de curación digestiva.

Aunque los tés herbales y frutales no contienen irritantes del intestino, cualquier bebida muy caliente altera el tracto intestinal. La incidencia de cáncer de esófago y problemas estomacales es más alta entre aquellas personas que toman bebidas calientes con regularidad. Por ello, es mejor evitar las bebidas que estén prácticamente hirviendo.

## Especias

No todas las especias afectan negativamente a la digestión. Pero el primero en la lista de los «malos» es el chili, ya que actúa como un irritante intestinal, sobre todo si se toma en grandes cantidades (muchas personas son bastante alérgicas a esta especia). Si no reaccionas bien a las comidas picantes, seguramente se deba a que eres alérgico o sensible al chili.

Pero hay otras especias que no irritan el tracto digestivo y que incluso pueden resultar beneficiosas. Entre ellas se encuentran el pimentón, que contiene capsaicina, un conocido agente antiinflamatorio. En numerosos estudios se ha demostrado que la capsaicina reduce efectivamente la inflamación. En un estudio, se percibió que cuarenta y dos pacientes mostraron una disminución significativa del dolor artrítico y de su incapacidad tras tomar capsaicina durante tres meses,[16] y en otro que estudiaba la inflamación en las patas de ratas artríticas se observó que esta enfermedad se reducía debido a la capsaicina y circumina.[17] La aplicación tópica de capsaicina también puede ser efectiva para aliviar el dolor de la osteoartritis.[18]

---

16. Kullkarni, R.R. et al., «Treatment of osteo-arthritis with a herbomineral formulation: a doble blind, placebo controlled, cross over study» (Tratamiento de la osteoartritis con una fórmula herbomineral: un estudio cruzado controlado con placebo).

17. Joe, B. Et al., «Presence of an acidic glycoprotein in the serum of arthritic rats: modulation by capsaicina and curcumin» (Presencia de una glicoproteína acídica en el suero de las ratas artríticas: modulación por capsaicina y circumina), *Molecular and cellular Biochemistry*, vol. 169 (1-2), págs. 125-134 (1997).

18. McCarthy, G.M., y Mc Carty, D.J., «Effect of topical capsaicina in the therapy of painful osteoarthritis of the hands» (Efecto de la capsaicina tópica en la terapia de orteoartritis dolorosa en las manos), *The Journal of Rheumatology*, vol. 19, págs. 604-607 (1992).

Curcumina es el pigmento amarillo brillante de la cúrcuma y tiene una variedad de poderosos efectos antiinflamatorios; los ensayos en los que se administró la sustancia a pacientes con artritis han demostrado que es prácticamente tan efectivo como los fármacos antiinflamatorios, pero sin sus efectos secundarios.[19] Asimismo se ha demostrado que fomenta la desintoxicación.

En resumen, si quieres cuidar tu tracto digestivo:

- ■ Evita la ingestión habitual de té, café y alcohol.

- ■ Minimiza el uso de fármacos contra el dolor, sobre todo de los analgésicos.

- ■ Considera los antibióticos como la última posibilidad, pero si finalmente el médico te los receta, cuando acabes el tratamiento, toma siempre probióticos para restaurar tu flora intestinal.

- ■ No tomes alimentos picantes con chili regularmente.

- ■ Evita añadir salvado de trigo a tus comidas. Sustitúyelos por alimentos sin refinar.

---

19. «Curcuminoids –the active principles from turmenic root» (Curcuminoides: los principios activos de la cúrcuma), Sabinsa Corporation.

# 10 Nuestro temido pan

Uno de los irritantes intestinales más comunes es el trigo, ya que es rico en una proteína llamada gluten que contiene gliadina, un irritante de los intestinos. Una pequeña cantidad puede ser tolerada, pero muchas personas consumen trigo en forma de galletas, tostadas, pan, cereales, pasteles, bollería y pasta al menos tres veces al día.

El trigo moderno es mucho más rico en gluten y, por lo tanto, también en gliadina. Esto se debe a que el gluten, pese a ser perjudicial para la digestión, es bueno para la industria panadera. Cuando la levadura es rica en azúcar, produce gases. En presencia de la pegajosa proteína de gluten, esto crea burbujas y, por lo tanto, rebanadas de pan mucho más ligeras. Así, los productos parecen más grandes y se venden mejor. Este tipo de industria aumenta la cantidad de gluten y, por lo tanto, las posibilidades de que reaccione perjudicialmente en la pared intestinal.

## Enfermedad celíaca

Si bien una dieta alta en gluten es dañina para todas las personas (ya que esta proteína pegajosa puede quedar pegada e irritar el tracto digestivo), algunas personas son mucho más sensibles que otras. Se denomina enfermedad celíaca cuando los pequeños relieves que constituyen la superficie del intestino delgado se desgastan. Ello tiene como consecuencia varios síntomas, problemas de malabsorción y una pérdida de peso.

La enfermedad celíaca a veces no se diagnostica debido a una serie de problemas de salud que incluyen crecimiento lento en la infancia y fatiga en la edad adulta. Un estudio realizado a cinco mil estudiantes de enseñanza secundaria en el centro de Italia observó la presencia de enfermedad celíaca en aproximadamente doscientos estudiantes, no habiéndose diagnosticado cinco casos de cada seis.[20] La enfermedad celíaca provoca una grave malabsorción de nutrientes que puede dar lugar posteriormente a serias complicaciones en la vida, como infertilidad, trastornos psiquiátricos, osteoporosis y cáncer. La condición no siempre presenta los síntomas clásicos (incluyendo deficiencia de hierro, anemia y una estatura baja), por lo que muchos casos quedan sin diagnosticar.

| Granos que contienen gluten | Granos sin gluten |
| --- | --- |
| Trigo | Maíz |
| Centeno | Arroz |
| Avena | Quinoa |
| Escanda | Alforfón |
| Cebada | Flor de lenteja |

A menudo, como parte del programa de curación digestivo, es aconsejable seguir una dieta sin trigo y baja en gluten durante un mes. Afortunadamente, hay muchas

20. Catasi et al., *Acta Paediatrica*, vol. 84, págs. 672-676 (1995).

opciones sin trigo y sin gluten en las tiendas dietéticas y en los supermercados hoy en día:

- **Pan:** pan de centeno, pan de maíz, pan de arroz, pastel de avena.

- **Pasta:** espaguetis de alforfón, fideos de alforfón, fideos de arroz, pasta de quinoa, pasta de maíz, polenta (maíz).

- **Cereales:** copos de maíz, copos de avena, cereales de arroz, copos de mijo.

## La conexión con el fitato

Siempre y cuando no seas alérgico al trigo o al gluten y no tengas problemas digestivos, no hay nada malo en comer cereales. De hecho, son una buena fuente de carbohidratos complejos, fibra y otros nutrientes. Pero si una gran parte de su dieta se basa en cereales (pan, cereales, pasta, pasteles, galletas, etc.), quizás estés tomando demasiados fitatos. Una dieta alta en fitatos, que son componentes habituales en muchos cereales, interfiere en la absorción de muchos minerales, incluyendo el calcio.

Un reciente estudio ha demostrado que esta absorción reducida podría tener un impacto considerable en la densidad ósea. Catorce adultos a los que se les acababa de diagnosticar la enfermedad celíaca siguieron una dieta sin gluten (lo que significa eliminar el trigo, el centeno, la avena y la cebada de su alimentación). Después de doce meses de restricción de gluten, se observó que había un aumento general en la masa ósea de un 5% en la columna lumbar y un 5% en el esqueleto total. Todavía más, once de cada catorce sujetos que siguieron la restricción de gluten más estrictamente percibieron un incremento de la densidad ósea de un 8,4% en la espina lumbar.[21] Este estudio sugiere que demasiados cereales no son beneficiosos para nadie.

En términos generales, para evitar los problemas señalados en este capítulo:

- No tomes trigo a diario; elige cereales sin gluten o con bajo contenido.

- Cuando tomes pan, elige los que sean más pesados y bajos en gluten.

- Varía los cereales que tomas: centeno, avena, arroz, cebada, maíz, quinoa, etc.

- Limita la ingesta de cereales a no más de un cuarto de su dosis alimenticia total.

- Si tienes problemas digestivos o intestinos inflamados, investiga si eres sensible al trigo o al gluten.

---

21. *Journal of the American geriatrics society*, vol. 45 (1997).

# 11

## Alergias: lo que para una persona es comida para otra es veneno

Las alergias y sensibilidades a los alimentos son una consecuencia casi inevitable de los problemas de digestión y absorción. El sistema inmunológico del organismo es altamente activo en el tracto digestivo y actúa como personal de seguridad en la puerta de tu cuerpo. Si los alimentos llegan a esa puerta sin digerir, o si la puerta está dañada e inflamada, el caos resultante suele provocar algunos «arrestos» por parte de la policía inmunológica. Eso es lo que sucede con las alergias o sensibilidades hacia ciertos alimentos.

Por supuesto, la solución real a las alergias es curar el sistema digestivo y tomar alimentos que no lo estresen ni lo irriten. No obstante, si ya ha desarrollado alergias, primero necesitará «dar marcha atrás», averiguando a qué alimentos es alérgico y evitándolos durante un tiempo suficiente como para curar el tracto digestivo y reprogramar a la policía inmunológica.

### ¿Eres alérgico?

Se estima que una de cada tres personas padece alguna alergia. Hay gente que es alérgica a sustancias del aire como el polen (fiebre del heno), las motas de polvo, la pelusa del gato, etc., y gente que es alérgica a sustancias químicas contenidas por los alimentos, a los productos del hogar o al entorno. Sin embargo, la categoría más común de sustancias que provocan alergias son los alimentos. En una encuesta realizada a 3.300 adultos, el 43% afirmó haber experimentado reacciones adversas a los alimentos.[22]

Si experimentas tres o más síntomas de los que se muestran en la figura 3, seguramente tengas una alergia y seguramente sea a algún alimento. Los alimentos que suelen provocar alergias son:

- El trigo (pan, galletas, cereales, pasta).
- Productos lácteos (leche, queso, yogur).
- Alcohol (sobre todo la cerveza y el vino).
- Café.
- Té.
- Chocolate.
- Frutos secos.
- Huevos.
- Naranjas.
- Aditivos químicos de las comidas.

Si tomas cualquiera de estos alimentos dos o tres veces al día, seguramente te resultará muy difícil dejar de hacerlo, pero, valdría la pena que lo intentaras para comprobar si eres alérgico.

---

22. US *News and World Report.* 20 de febrero de 1989, vol. 106 (7), 77 (2).

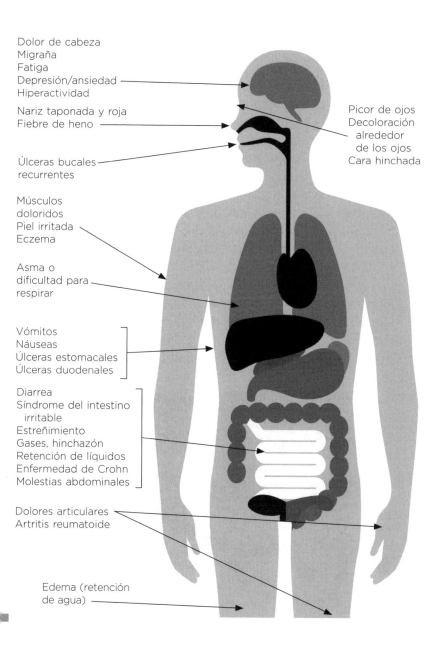

Dolor de cabeza
Migraña
Fatiga
Depresión/ansiedad
Hiperactividad

Nariz taponada y roja
Fiebre de heno

Úlceras bucales
recurrentes

Músculos
doloridos
Piel irritada
Eczema

Asma o
dificultad para
respirar

Vómitos
Náuseas
Úlceras estomacales
Úlceras duodenales

Diarrea
Síndrome del intestino
  irritable
Estreñimiento
Gases, hinchazón
Retención de líquidos
Enfermedad de Crohn
Molestias abdominales

Dolores articulares
Artritis reumatoide

Edema (retención
de agua)

Picor de ojos
Decoloración
  alrededor
  de los ojos
Cara hinchada

**Figura 3.** Síntomas asociados con la alergia e intolerancia
a los alimentos.

## ¿Qué es una alergia?

La definición clásica de alergia es «cualquier reacción idio-sincrásica en la que participe claramente el sistema inmu-nológico». El sistema inmunológico (el sistema de defensa del cuerpo) puede producir «etiquetas» para las sustancias que no le agradan. Las etiquetas clásicas son los anticuer-pos llamados IgE (inmunoglobulina tipo E) que se unen a células principales del organismo. Cuando el alimento alérgeno combina con su anticuerpo IgE específico, la molécula IgE desencadena que el mastocito libere gránu-los que contienen histamina u otras sustancias químicas que causan los síntomas típicos de la alergia: sarpullidos en la piel, fiebre de heno, rinitis, sinusitis, asma, eczema. Las alergias graves a los mariscos o a los cacahuetes, por ejemplo, pueden causar reveses gastrointestinales inme-diatos o hinchazón de la cara o garganta. Todas estas reacciones inmediatas, graves e inflamatorias se conocen como reacciones alérgicas de tipo 1.

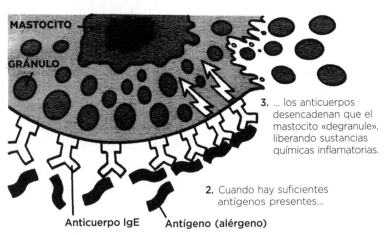

**MASTOCITO**

**GRÁNULO**

**3.** ... los anticuerpos desencadenan que el mastocito «degranule», liberando sustancias químicas inflamatorias.

**2.** Cuando hay suficientes antígenos presentes...

**Anticuerpo IgE**      **Antígeno (alérgeno)**

**1.** El anticuerpo IgE se une al antígeno (alérgeno específico).

**Figura 4.** Reacciones alérgicas basadas en IgE.

## Alergias ocultas

Sin embargo, el punto de vista que está cobrando más aceptación es que la mayoría de alergias e intolerancias (diplomáticamente llamadas por algunos reacciones «idiosincráticas») no están basadas en IgE. Hay una escuela de pensamiento y una generación de pruebas de alergias diseñadas para detectar intolerancias que no están basadas en reacciones de anticuerpos IgE, pero que probablemente tienen que ver con otra etiqueta, la conocida como IgG. Según el doctor James Braly, director de Immuno Laboratories, que desarrolló la prueba ELISA IgG. La mayoría de las alergias a los alimentos tienen reacciones retardadas; puede pasar desde una hora hasta tres días en aparecer. Por ello, resultan difíciles de detectar. La alergia retardada a un alimento parece ser la incapacidad del tracto digestivo para impedir que grandes cantidades de alimentos parcialmente digeridos e indigeridos entren en el sistema sanguíneo».

No se trata de una idea novedosa. Desde la década de 1950, especialistas en alergias como Theron Randoolph, Herbert Rinkel, Arthur Coca y, más recientemente, William Philpott y Marshall Mandel han escrito sobre las sensibilidades retardadas con efectos de mayor alcance en todos los sistemas del organismo. Estas personas solían ser los «herejes» de la teoría de alergia clásica, pero en la actualidad sus teorías han demostrado ser correctas, al igual que los métodos científicos que han desarrollado para determinar otros tipos de reacciones inmunológicas.

Los anticuerpos IgG se descubrieron por vez primera en la década de 1960 y siguen siendo considerados irrelevantes por algunos especialistas convencionales. El problema, declaran los críticos, es que la mayoría de las personas padecen muchas reacciones basadas en IgG a los alimentos sin sufrir aparentemente alergias. Los anticuerpos IgG pueden servir como «desencadenantes», pero no inician la reacción. Sin embargo, los defensores afirman que una larga cadena de anticuerpos IgG respecto a un alimento concreto indica una sensibilidad crónica a largo plazo o intolerancia a un alimento. Hoy en día está comúnmente aceptado que muchas, por no decir la mayoría, de las intolerancias a los alimentos no producen síntomas inmediatos, sino que tienen un efecto retardado y acumulativo. Este hecho hace que sea difícil detectarlas mediante la observación. El doctor Hill, investigador en Australia, averiguó que la mayoría de los niños con sensibilidades a los alimentos reaccionaban al cabo de dos o más horas. En contraposición, las reacciones IgE son inmediatas, lo que sugiere que unos anticuerpos conjuntos de IgG podrían ser un factor esencial en la sensibilidad a los alimentos.

Según el doctor Jonathan Brostoff, especialista en inmunología médica en el Hospital de la Facultad de Medicina de Middlesex, Inglaterra, ciertas sustancias ingeridas pueden causar la liberación de histamina y provocar síntomas alérgicos clásicos sin que participe IgE. Algunos de los alimentos que contienen este tipo de sustancias son los cacahuetes (contienen lectinas), los crustáceos, los tomates, el cerdo, el alcohol, el chocolate, la piña, la papaya, el alforfón, el girasol, el mango y la mostaza. Asimismo, considera posible que proteínas indigeridas puedan afectar directamente a células principales (que contienen histamina) en el intestino y provocar los síntomas clásicos de alergia.

Una causa común de las reacciones alérgicas es una producción sustancial de anticuerpos (esencialmente IgG) en respuesta a un alérgeno en la sangre. Esto da como resultado grandes complejos inmunológicos. «Es el puro peso de los números el que causa el problema», afirma Brostoff. «Estos complejos inmunes son como basura que se pasea por el sistema sanguíneo». La basura la limpian las células, principalmente los neutrofitos, que actúan como aspiradoras. Las pruebas de alergia citotóxica están diseñadas para medir los cambios en el número, tamaño y actividad de los neutrofitos cuando se exponen a ciertos alimentos, con el fin de detectar posibles alergias.

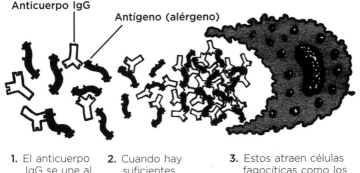

**Anticuerpo IgG**

**Antígeno (alérgeno)**

**1.** El anticuerpo IgG se une al alérgeno.

**2.** Cuando hay suficientes antígenos presentes, se forman complejos inmunes.

**3.** Estos atraen células fagocíticas como los neutrofitos que se las comen, agrandándose y a veces incluso estallando.

**Figura 5.** Reacciones alérgicas basadas en IgG.

La forma en que se relacionan los anticuerpos IgG y IgE entre ellos es otro ámbito de debate. El doctor Braly, especialista en alergias, ha tratado a un gran número de pacientes que tenían tanto reacciones inmediatas como retardadas a los alimentos, lo que sugiere un vínculo entre la reacción inmediata de tipo IgE y la reacción retardada de tipo IgG. El doctor Anders Hoy de Dinamarca sospecha que la reacción retardada de IgG con un tipo de alimento puede cambiar a una sensibilidad de tipo IgE y causar una respuesta alérgica inmediata.

## ¿Por qué existe la alergia a los alimentos?

¿Alguna vez te has preguntado si el alimento que tomas realmente quiere ser comido? En la mayoría de los casos parece que no tienen ningún deseo. La mayoría de los alimentos hacen todo lo posible para protegerse de los depredadores con espinas, pinchos y toxinas químicas. La idea de que los alimentos son «buenos» no es precisamente exacta. La mayoría de los alimentos contienen numerosas toxinas, además de nutrientes beneficiosos. Los omnívoros tenemos una estrategia de alto riesgo/alta recompensa en cuanto a la comida. Probamos distintos alimentos y, si no enfermamos, concluimos que nos sientan bien. No obstante, esta prueba tan a corto plazo puede ser peligrosa, ya que, incluso en la actualidad, la dieta media acaba matando a la mayoría de las personas a largo plazo.

Algunos alimentos están diseñados para ser comidos. Por ejemplo, muchas frutas dependen de que los animales las coman para que extiendan el crecimiento de sus especies. La idea es que los animales, como los seres humanos, coman la fruta y depositen la semilla a cierta distancia del árbol original, acompañada de cierto abono. Sin embargo, la fruta tiene que protegerse también de animales carroñeros como las bacterias o los hongos que acaban con las semillas. Por ello, estas son difíciles de engullir y suelen ser tóxicas, como la del albaricoque que contiene componentes de cianuro. Las frutas salvajes contienen un importante arsenal químico y a menudo selectivo para alejar a posibles enemigos. Los alimentos y los animales hemos estado luchando por la supervivencia desde el principio de los tiempos.

Entonces, ¿por qué ocurren esas intolerancias alimentarias? ¿Se trata de simples reacciones a las toxinas menos deseadas que contienen los alimentos? Seguramente no es tan simple. Al fin y al cabo, todos hemos evolucionado durante millones de años para protegernos de los venenos químicos con complejos procesos de desintoxicación que ocurren principalmente en el hígado. Existen numerosas teorías, y muchas tienen evidencias sobre las que se fundamentan.

## ¿Síndrome de pared intestinal permeable?

El mejor punto para empezar es el tracto digestivo, ya que es precisamente en su recorrido donde la comida se pone en contacto con nosotros. Los libros de texto nos explican que las grandes moléculas de alimentos se descomponen en aminoácidos simples, ácidos grasos y azúcares simples. Sólo estas partículas entran en el organismo; cualquier elemento mayor se considera un enemigo. ¿Podría ser que los alimentos indigeridos o las paredes permeables del intestino pudiesen exponer el sistema inmunológico a partículas de comida que desencadenen una reacción alérgica? Esto podría explicar por qué ciertos alimentos que se toman con mayor frecuencia provocan reacciones. De hecho, las recientes investigaciones demuestran que las personas que padecen alergias a los alimentos suelen tener paredes intestinales permeables.

El doctor Braly sospecha que muchos pacientes de alergias tienen unas paredes intestinales excesivamente permeables que permiten que proteínas indigeridas pasen a la sangre y provoquen reacciones. El consumo de alcohol, el uso frecuente de la aspirina, la deficiencia de ácidos grasos esenciales o una infección o infestación gastrointestinal (como la candidiasis) son posibles contribuyentes al síndrome de paredes intestinales permeables. Todos estos factores necesitan corregirse para poder reducir la sensibilidad de una persona a ciertos alimentos. Una falta de los nutrientes esenciales, como el zinc, puede desencadenar también un debilitamiento de la pared intestinal.

## Reacciones inmunes asociadas con el intestino

Aunque el síndrome del intestino permeable puede ser parte de la causa, ahí no se acaba la historia. Se están acumulando evidencias que sugieren que la pared intestinal es mucho menos selectiva de lo que se imaginaba en un principio, incluso en personas sanas. En un estudio se ofreció a adultos sanos agua que contenía fécula de patata (que normalmente no debería pasar intacta a través de la pared intestinal). Al cabo de quince-treinta minutos las muestras de sangre contenían hasta trescientos granos de fécula por mililitro de sangre, pero ¿por qué esas personas no desarrollaban alergias?

La explicación podría estar en células inmunes especiales (conocidas como parches de Peyer) que están presentes en áreas del tracto digestivo. Estas células toman muestras de la comida que se ingiere e insensibilizan el sistema inmunológico para que no reaccione ante dicha comida. Parece que la mayoría de las moléculas de alimentos difieren notablemente de los patógenos indeseados. Quizás el sistema inmune asociado con el intestino de algunas personas no está insensibilizándose cuando ingieren los alimentos. De hecho, su sistema inmune puede estar en alerta roja cuando llegan ciertas partículas alimenticias. El resultado es que se liberan anticuerpos que se enganchan a los complejos inmunes formados por alérgenos y fomentan la inflamación. Además de promover ciertos síntomas como la hinchazón, el dolor abdominal y la diarrea, podría provocar que alimentos indigeridos pasasen por la pared intestinal, causando reacciones inmunes en el sistema sanguíneo que desencadenarían síntomas que no estarán específicamente relacionados con la digestión.

## Enzimas digestivas

Estos problemas pueden ser especialmente graves en las personas que no producen suficientes enzimas digestivas adecuadas, lo que significa que grandes cantidades de moléculas de alimentos indigeridos llegan a las paredes intestinales. Un estudio de investigación basado en personas con sensibilidad a sustancias químicas artificiales demostró que el 90% de los pacientes producía cantidades inadecuadas de una enzima digestiva, algo que sólo ocurría en el 20% de las personas sanas. Los alimentos indigeridos pueden aumentar la probabilidad de una reacción localizada, incrementar la cantidad de grandes moléculas que penetran en la sangre o sencillamente ofrecer alimento a bacterias indeseables que se encuentran en el intestino, haciendo que se multipliquen prolíficamente. A menudo, tomar suplementos de enzimas digestivas reduce los síntomas asociados con la alergia y la intolerancia a los alimentos. Los suplementos de zinc también pueden ser de gran ayuda, ya que la deficiencia de este mineral es extremadamente común entre los pacientes con alergias (el zinc no sólo es necesario para la digestión de las proteínas, sino que también es esencial para la producción de ácido clorhídrico en el estómago).

## Reacciones cruzadas

Otro factor que contribuye a la sensibilidad ante los alimentos es la exposición a inhalantes que provocan dicha reacción. Por ejemplo, es ampliamente conocido que cuando hay más polen las personas sufren de fiebre de heno en las áreas contaminadas más que en las áreas rurales, a pesar de que en las ciudades haya menos número de polen en el aire. Se considera que la exposición a los tubos de escape hace más sensibles a las personas alérgicas al polen. En la actualidad se desconoce si ello se debe sólo a que el sistema inmune está debilitado para combatir la contaminación y, por lo tanto, el organismo reacciona de forma excesiva al entrar en contacto con el polen, o si se debe a alguna «reacción cruzada». En Estados Unidos, donde la sensibilidad a la ambrosía es común, se ha descrito una reacción cruzada con los plátanos. En otras palabras, una sensibilidad a determinado elemento puede despertar otra en ti. Una reacción cruzada similar puede ocurrirle a quienes sufren de fiebre de heno con el polen, el trigo y la leche.

El punto de vista que cobra más aceptación y que comparte un amplio número de especialistas en alergias es que la sensibilidad a los alimentos depende de muchos factores: una mala nutrición, contaminación, problemas digestivos y excesiva exposición a ciertos alimentos, entre otros. Eliminar los alimentos alérgenos puede ayudar a que el sistema inmunológico se recupere, pero hay otros factores que también hay que tratar para poder lograr un mayor efecto a largo plazo en lo referente a la tolerancia de alimentos.

## Adicción a la comida

Un hallazgo interesante entre las personas con intolerancias a los alimentos es que a veces se sentían «enganchados» a los alimentos que precisamente les causaban la reacción. Esto hacía que comiesen en exceso alimentos que les hacían daño. Muchos pacientes describen una sensación de drogadicción o dopaje al tomar dichos alimentos. En algunos casos incluso les provoca un estado agradable de euforia. De esa forma, la comida puede actuar como mecanismo psicológico de escape para las situaciones incómodas. Pero ¿por qué causan algunos alimentos estas reacciones similares a las drogas? Cuando el dolor ya no sirve como mecanismo de supervivencia, se liberan unas sustancias químicas denominadas endorfinas. Se trata de analgésicos naturales del cuerpo que hacen que nos sintamos bien. Logran su misión al unirse a lugares que sofocar el dolor y crean sensaciones placenteras. Los opiáceos, como la morfina, tienen una estructura química similar y se unen a los mismos lugares, suprimiendo así el dolor.

Estas endorfinas, tanto si las produce el cuerpo como si se ingieren como droga, son péptidos. Los péptidos son pequeños grupos de aminoácidos que se unen (son más pequeños que una proteína y mayores que un aminoácido). Cuando digieres la proteína que tomas, primero se convierte en péptidos y después, si la digestión se hace bien, en aminoácidos simples. En el laboratorio, los péptidos, a semejanza de la endorfina, se han realizado a partir de trigo, leche, cebada y maíz, utilizando enzimas digestivas humanas. Estos péptidos han demostrado unirse a sitios receptores de endorfina. Los estudios preliminares no parecen demostrar, sin embargo que ciertos alimentos, esencialmente el trigo y la leche, que a largo plazo están provocando problemas de salud, puedan inducir un sentimiento positivo a corto plazo.

Demasiado a menudo, los alimentos que no convienen a una persona son los que la «enganchan». Esto es exactamente lo que ocurre en el caso de las alergias a los alimentos. Si dejas de tomar el alimento sospechoso, puede que te sientas peor durante unos días antes de poder notar la mejoría. Algunos alimentos son adictivos por su propia naturaleza, como el azúcar, el alcohol, el café, el chocolate y el té (sobre todo el té tipo Earl Grey, que contiene bergamota). Puedes reaccionar a dichos alimentos sin ser alérgico. El trigo, el maíz y la leche podrían añadirse a esta lista si nos basamos en sus efectos similares a los de la endorfina.

## Reducir tu potencial alérgico

Una persona puede desarrollar una alergia ante un alimento por muchas posibles razones. Entre ellas se encuentra la falta de enzimas digestivas, una pared intestinal permeable, la frecuente exposición a alimentos que contienen sustancias químicas irritantes, una deficiencia inmune que conlleve hipersensibilidad del sistema inmunológico, un desequilibrio de microorganismos en los intestinos que podría provocar el síndrome de la pared permeable y muchos otras causas. Afortunadamente, existen pruebas para identificar las deficiencias en las enzimas digestivas, el síndrome de pared intestinal permeable y el equilibrio de las bacterias y la levadura en el intestino. Estas pruebas muchas veces no están disponibles en el sistema sanitario, pero pueden realizarse acudiendo a nutricionistas.

Aparte de identificar y evitar alimentos que puedan provocarte dicha reacción, puedes hacer más cosas para que el intestino y el sistema inmunológico se calmen y reduzcan su potencial alérgico.

Por ejemplo, vale la pena tomar complejos de enzimas digestivas que ayudan a digerir la grasa, las proteínas y los carbohidratos (lipasa, amilasa y proteasa). Puesto que el ácido estomacal y las enzimas digestivas de proteínas dependen del zinc y la vitamina B6, puede serte útil tomar 15 mg de zinc y 50 mg de B6 dos veces al día, además de una enzima digestiva con cada comida.

Un intestino demasiado permeable tiene solución. Las membranas celulares están hechas de componentes similares a las grasas. Un ácido graso (ácido butírico) ayuda a curar la pared intestinal. La dosis diaria ideal es de 1.200 mg. Los ácidos grasos esenciales (ácido linoleico y ácido linolénico) también son importantes para mantener una adecuada permeabilidad intestinal. Las semillas (sésamo, girasol y calabaza) son ricas en estas sustancias. La vitamina biotina, junto con la B6, el zinc y magnesio, ayuda a que el cuerpo pueda emplear estos ácidos grasos adecuadamente. La vitamina A también es crucial para la salud de cualquier membrana mucosa, incluyendo la pared intestinal. Suplementar estos nutrientes puede ayudar a curar una pared intestinal permeable.

Las bacterias beneficiosas, como *Lactobacillus* acidophilus o *Bifidus*, también pueden ayudar a calmar un tracto digestivo con reacciones negativas si estas se deben a una proliferación del tipo de bacteria equivocado. Si se sospecha que podría padecerse candidiasis, debería ponerse en marcha una estrategia distinta.

Respaldar y colaborar con el sistema inmunológico ayuda a reducir cualquier hipersensibilidad.

## Cómo detectar las alergias y las intolerancias

De todos los métodos disponibles para detectar alergias, considero que el único seguro es la dieta de eliminación. Si evitar un alimento provoca una reducción de los síntomas y su reintroducción causa un empeoramiento, entonces sabrás que tienes intolerancia a dicho alimento. Vale la pena cotejar los resultados con otras pruebas para evitar los alimentos sospechosos y comprobar los efectos. Comer o no comer, he ahí la cuestión.

Puesto que algunos alimentos te harán sentirte mejor a corto plazo y otros pueden provocar una reacción retardada, es mejor evitar todo alimento sospechoso al menos durante catorce días y preferiblemente treinta. Si no sabes a qué estás reaccionando mal, puede que obtengas mejores resultados siguiendo una dieta simple que consista en sólo dos alimentos con bajo potencial alérgico. La tradicional dieta de eliminación consiste en cordero y peras. Yo prefiero copos de mijo, zumo de manzana y manzana para el desayuno, junto con quinoa o arroz con verduras para la comida y la cena. Estas dietas son difíciles de seguir durante más de catorce días y es verdad que no son ideales desde el punto de vista nutricional.

Estos son los pasos que debes dar:

1. Evita por completo el alimento sospechoso durante catorce días.

**2.** Al quinceavo día, tómate el pulso en posición de descanso durante sesenta segundos.

**3.** A continuación, toma más alimento del normal, por ejemplo, tres rebanadas de pan si estás evitando el trigo.

**4.** Tomate el pulso tras diez, treinta y sesenta minutos.

Si tu pulso sube en más de diez pulsaciones, o si experimentas síntomas notables en las siguientes cuarenta y ocho horas, seguramente padecerás una alergia o intolerancia a ese alimento. Los síntomas son más significativos que el pulso que sube, puesto que algunos alimentos pueden provocar que el pulso suba sin que necesariamente estén causando una reacción alérgica. Si estás poniendo a prueba más de un alimento y el primero te provocó una reacción, espera cuarenta y ocho horas antes de poner a prueba el alimento número dos o reintrodúcelo al día siguiente.

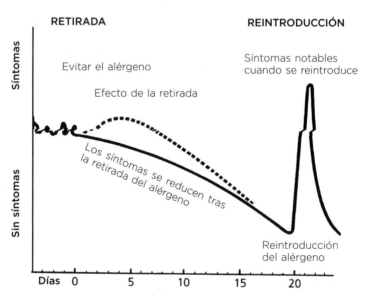

**Figura 6.** Prueba de retirada/reintroducción para detectar alergias.

## Pruebas para detectar alergias IgG

El primer tipo de pruebas que se alejaron de la medición inmediata de las reacciones IgE fueron las «citotóxicas» (refiriéndose a «células» y «tóxicas»). Estas pruebas observan los cambios en las células inmunes denominadas neutrófilos que eliminan los «complejos inmunes» provocados por reacciones de anticuerpos-antígenos. Las pruebas citotóxicas están ideadas para indicar la sensibilidad IgG.

El último método, bastante novedoso, para medir la sensibilidad IgG se ha desarrollado en los últimos diez años, y se conoce mundialmente como ELISA. Los resultados parecen ser más fiables y reproducibles que los de las pruebas citotóxicas y, de hecho, las pruebas sometidas a ambos métodos tienen poco acuerdo en cuanto a resultados. Una posibilidad es que dichas pruebas midan distintos tipos de reacción o que ambos sistemas sean poco fiables.

# ¿Durante cuánto tiempo deberías evitar un alérgeno?

Esta es otra pregunta habitual. Los alimentos que provocan una reacción inmediata y pronunciada de tipo IgE deberían evitarse durante toda la vida. La «memoria» de los anticuerpos de IgE es a largo plazo. Por el contrario, las células B que producen anticuerpos IgG tienen una vida que se reduce a la mitad al cabo de seis semanas. Esto significa que quedan la mitad seis semanas después. La «memoria» de estos anticuerpos es a corto plazo y en el periodo de seis semanas no es probable que quede ninguna «memoria» residual de reacción al alimento que se ha evitado. Si bien evitar dicho alimento durante seis meses sería lo ideal, Hoy y Braly informan de buenos resultados después de sólo un mes. Otra opción, después de evitar estrictamente el alimento durante un mes es «rotar» alimentos para que un alimento sensible IgG sólo se ingiera cada cuatro días. Así se reduce la constitución de complejos de alérgenos-anticuerpos y las posibilidades de que se den síntomas de intolerancia. Alimentos como el trigo y la leche, que son por naturaleza difíciles de digerir, deberían evitarse en la medida de lo posible.

En resumen, si sospechas que tienes alergia a algún alimento:

- Evita los alimentos sospechosos durante catorce días y reintrodúcelos uno a uno, anotando los síntomas. Otra posibilidad es someterte a una prueba alérgica.

- Evita los alimentos a los que eres alérgico durante tres meses, al mismo tiempo que mejoras tu dieta para permitir que tu sistema digestivo se cure y se insensibilice.

- Reintroduce los alimentos desencadenantes de la alergia uno a uno después de tres meses, ingeriéndolos con baja frecuencia. Lo ideal es que no los tomes con menor frecuencia de cuatro días, con el objetivo de minimizar la probabilidad de volver a desarrollar la alergia.

# 12 Pasos para lograr un sistema digestivo sano

Si has seguido las directrices ofrecidas hasta aquí, seguramente tu digestión ya ha mejorado considerablemente y se han reducido los síntomas digestivos. Esto se debe a que la mayoría de los problemas digestivos están desencadenados por uno o más de los siguientes factores:

- Mala digestión (irritación, intoxicación, falta de enzimas o ácido estomacal).

- Malabsorción (dismicrobialismo, aumento de permeabilidad del intestino, alergias).

- Mala eliminación (colon bloqueado, problemas de desintoxicación del hígado).

Esta secuencia común de acontecimientos se muestra en la figura 7, junto con las soluciones para que todo vuelva a funcionar con normalidad. Esta es la base del programa para restaurar la salud digestiva, explicado con mayor detalle en el resto de la obra.

Los siguientes capítulos exploran los problemas digestivos más comunes que afectan a casi todo el mundo en algún momento de su vida. De hecho, una encuesta observó que en casi el 70% de los hogares estadounidenses hay alguien que experimenta un trastorno digestivo.[23] Se podría incluso decir que los problemas digestivos son una especie de epidemia silenciosa y la principal causa de molestias de nuestro mundo moderno.

Las consecuencias de padecer problemas digestivos llegan mucho más lejos de lo que la mayoría imaginamos, ya que pueden provocar artritis, fatiga crónica, dolores de cabeza y migrañas, problemas de sinusitis, eczemas, psoriasis, infecciones y otras muchas enfermedades. Restaurar la salud digestiva es, sin duda, una de las claves para mantener una vida larga, saludable y feliz.

23. Drossman, D.A. et al., «US house-holder survey of functional GI disorders: prevalence, sociodemography and health impact» (Encuesta en los hogares estadounidenses sobre trastornos funcionales GI: primacía, sociodemografía e impacto en la salud), *Digestive Diseases and Sciences*, vol. 38, págs. 1.569-1.580 (1993).

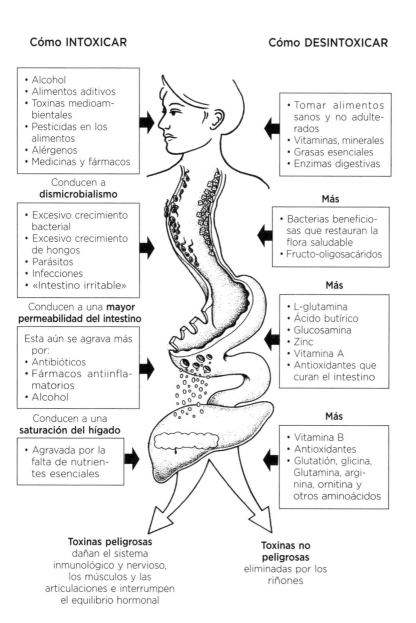

## Cómo INTOXICAR

- Alcohol
- Alimentos aditivos
- Toxinas medioambientales
- Pesticidas en los alimentos
- Alérgenos
- Medicinas y fármacos

Conducen a
**dismicrobialismo**

- Excesivo crecimiento bacterial
- Excesivo crecimiento de hongos
- Parásitos
- Infecciones
- «Intestino irritable»

Conducen a una **mayor permeabilidad del intestino**

Esta aún se agrava más por:
- Antibióticos
- Fármacos antiinflamatorios
- Alcohol

Conducen a una **saturación del hígado**

- Agravada por la falta de nutrientes esenciales

## Cómo DESINTOXICAR

- Tomar alimentos sanos y no adulterados
- Vitaminas, minerales
- Grasas esenciales
- Enzimas digestivas

**Más**

- Bacterias beneficiosas que restauran la flora saludable
- Fructo-oligosacáridos

**Más**

- L-glutamina
- Ácido butírico
- Glucosamina
- Zinc
- Vitamina A
- Antioxidantes que curan el intestino

**Más**

- Vitamina B
- Antioxidantes
- Glutatión, glicina, Glutamina, arginina, ornitina y otros aminoácidos

**Toxinas peligrosas**
dañan el sistema inmunológico y nervioso, los músculos y las articulaciones e interrumpen el equilibrio hormonal

**Toxinas no peligrosas**
eliminadas por los riñones

**Figura 7.** Disfunciones y cómo corregirlas.

# 13

# Dismicrobialismo: cuando las cosas no funcionan bien

Cuando el equilibrio de las bacterias saludables en el tracto digestivo se ve alterado y los «malos» van ganando terreno, hablamos de dismicrobialismo. El término fue acuñado a principios de siglo por el doctor Eli Metchnikoff, quien sucedió a Louis Pasteur como director del Instituto Pasteur en París. Metchnikoff propuso que muchas enfermedades digestivas eran el resultado de un desequilibrio de microorganismos que se encuentran en el tracto digestivo. Aunque ganó un Premio Nobel en 1908 por su trabajo sobre el papel beneficioso de los lactobacilos al fomentar la inmunidad, la medicina moderna básicamente ignoró su trabajo a favor de la producción de antibióticos y otros fármacos que se encargan de matar microbios. Como resultado, muchos microbios causantes de enfermedades han desarrollado una resistencia ante los fármacos. Estos «supermicrobios» existen en la actualidad para las infecciones de estafilococos y estreptococos, gonorrea, lepra y tuberculosis. Asimismo, otras muchas bacterias se han vuelto resistentes a determinados antibióticos. Decenas de miles de personas mueren cada año porque no pueden encontrar antibióticos para tratar sus infecciones resistentes a los fármacos.

Entender el dismicrobialismo no se trata de definir una nueva enfermedad, sino que requiere redefinir las causas subyacentes a muchas enfermedades y reconsiderar su método de tratamiento. Prácticamente todas las enfermedades discutidas en este libro tienen como causa subyacente el dismicrobialismo. Hasta ahora cada capítulo ha ido introduciendo factores que, si son ignorados, pueden provocar un dismicrobialismo.

La falta de enzimas, el escaso ácido estomacal, la deficiencias vitamínicas y minerales, ingerir alimentos alergénicos, exponerse a microbios causantes de enfermedades, la falta de fibra y una flora intestinal dañada son los factores esenciales que desencadenan dismicrobialismo. Los síntomas pueden tener graves consecuencias, puesto que cuando el tracto digestivo deja de funcionar bien, los problemas de desintoxicación e inflamación suelen ser frecuentes.

Irónicamente, quizás los mayores contribuyentes al dismicrobialismo son los fármacos empleados para tratar los síntomas de estos problemas. Los antibióticos y los fármacos esteroides y no esteroides antiinflamatorios pueden contribuir al dismicrobialismo.

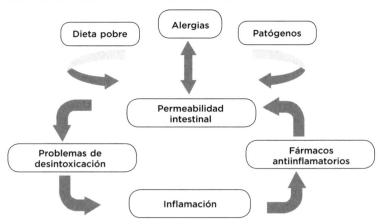

**Figura 8.** El círculo vicioso de la sobrecarga de toxinas.

Los fármacos con esteroides alimentan las infecciones de candidiasis mientras que los fármacos sin esteroides son altamente irritantes para el tracto digestivo. Los antibióticos, sobre todo los que tienen un amplio alcance como la amoxilina, no sólo acaban con los «malos», sino que también eliminan a los «buenos» y, por consiguiente, menguan la capacidad del organismo para prevenir futuras infecciones.

El uso de estas medicinas puede generar las condiciones que precisamente provocan infección o inflamación, y la respuesta convencional al problema suele ser otra dosis de la misma medicina. Quizás esto sea muy bueno para el negocio de las empresas farmacéuticas, pero desde luego no es bueno para nuestra salud.

El dismicrobialismo intenta tener una visión «global» de toda la ecología del entorno digestivo. Según Elizabeth Lipski, hay cuatro tipos de dismicrobialismo:

- **Dismicrobialismo de putrefacción:** es una consecuencia de que los alimentos no se hayan digerido y eliminado bien, lo que da lugar a la putrefacción y la generación de productos tóxicos. El resultado es la hinchazón, las molestias y la indigestión. Este es el tipo de dismicrobialismo más común, y la consecuencia inevitable de seguir una dieta rica en grasas, en carne y baja en fibra. Esto hace que haya demasiados «malos» (bacteroides) y pocos «buenos» (bifidobacterias). Los bacteroides se descomponen en vitamina B12, de modo que la persona empieza a experimentar síntomas deficientes como fatiga, depresión y debilidad. También convierten la bilis en todo tipo de toxinas asociadas con el desarrollo de cáncer.

- **Dismicrobialismo de fermentación:** se produce cuando el desequilibrio de microorganismos favorece a aquellos que fermentan los carbohidratos. Las personas que padecen este tipo de dismicrobialismo se sienten peor después de tomar alimentos ricos en carbohidratos o azúcar, incluyendo fruta, cerveza, vino y productos con cereales (como el pan).

- **Dismicrobialismo de deficiencia:** ocurre cuando una persona tiene deficiencias de bacterias beneficiosas, quizás como resultado de un tratamiento con antibióticos. Hasta que la flora intestinal vuelva a ser saludable, la persona será propensa a padecer el síntoma del intestino irritable, alergias e infecciones.

- **Dismicrobialismo de sensibilización:** ocurre cuando el sistema inmune asociado con el intestino desarrolla una sensibilidad alta a las sustancias tanto de los alimentos como las producidas por los microbios. Efectivamente, la persona desarrolla múltiples alergias y los síntomas son a menudo sistémicos (es decir, no se limitan al intestino). Es muy probable que muchas personas que sufren enfermedades autoinmunes, como la artritis reumatoide, lupus y, posiblemente, eczemas y psoriasis puedan incluirse en esta categoría.

La solución es averiguar exactamente qué ocurre en el ecosistema digestivo de la persona e intentar solucionarlo a continuación. Con este fin, un nutricionista seguramente recomendará un «análisis de heces exhaustivo». Así se podría determinar hasta qué punto está digiriendo y absorbiendo una persona los alimentos y qué tipo de dismicrobialismo presenta. Por ejemplo, un alto nivel de «beta-glucoronidasa» indica microbialismo de putrefacción, mientras que un alto nivel de levadura *Candida albicans* señala un microbialismo de fermentación. La ausencia de suficientes lactobacilos o bifidobacterias indica un microbialismo deficitario que puede responder al suplementar esta bacteria probiótica. Los niveles anormales de inmunologlobulina A (IgA) pueden apuntar a un dismicrobialismo de sensibilización y un mayor riesgo a contraer alergias. Dichas pruebas también pueden identificar la presencia de organismos fecales perjudiciales, que son el objeto del próximo capítulo.

# 14 Organismos fecales perjudiciales en los intestinos

Si tienes diarrea y dolores abdominales, quizás te haya invadido un organismo fecal perjudicial. Pese a que pueda parecer extraño, la presencia de organismos indeseados (ya sean bacterias, virus o parásitos) en el tracto digestivo es sorprendentemente común. En los países subdesarrollados se ha observado que hasta el 99% de las personas albergan dichos parásitos, según algunas investigaciones.[24] Las enfermedades relacionadas con la diarrea son algunas de las mayores causas mundiales de mortalidad. Aunque pocas veces amenazan la vida, estas infecciones intestinales seguramente están presentes en una de cada cuatro personas.

Un reciente estudio realizado en el Reino Unido estima que nueve millones de personas al año experimentan algún tipo de virus estomacal, pero sólo una de cada 136 infecciones queda reflejada. Aun así, muchas más personas sufren los síntomas digestivos insidiosos que rara vez se investigan. La frecuencia de viajes por todo el mundo es un factor que ha expuesto a muchas personas a microorganismos indeseados. Muchos parásitos

---

24. Thorne, G.M., *Infectious Disease Clinics of North America*, vol. 2 (3), págs. 747-751.

comunes también pueden encontrarse en el agua y en la comida preparada de forma inadecuada o en las escasas prácticas de higiene y el contacto con los animales.

## ¿Son los organismos fecales perjudiciales tu problema?

Si bien la diarrea y los dolores abdominales son los síntomas más comunes,[25] existen otros muchos que pueden hacerte sospechar que sufres una infección intestinal. Considera las siguientes diez preguntas:

1. ¿Tienes síntomas digestivos crónicos?

2. ¿Puedes rastrear hasta llegar al origen de un viaje en el extranjero, un chapuzón en un lago, una comida o cualquier otra situación que inadvertidamente te haya expuesto a una infección?

3. ¿Está tu abdomen hinchado a pesar de cuidar tu alimentación?

4. ¿Casi siempre tienes ojeras?

5. ¿Sueles tener diarrea y sufrir movimientos intestinales irregulares?

6. ¿Sueles experimentar a menudo dolor abdominal?

7. ¿Tienen tus heces un olor insoportable?

8. ¿Sufres flatulencia regularmente?

9. ¿Te resulta difícil mantener el peso?

10. ¿Sueles sentirte peor tras una comida?

Si has respondido «sí» a la mayoría de estas preguntas, valdría la pena hacer investigaciones posteriores.

---

25. Wolfe, M.S., *Clinical Microbiology Review*, vol. 5 (1), págs. 93-100 (1992).

Afortunadamente, las pruebas para detectar organismos fecales perjudiciales (pruebas que se conocen como «test parasitológicos») cada vez son más precisas y están disponibles en más lugares, siendo recomendadas frecuentemente por los doctores. No obstante, debo decir también que he observado gran disparidad entre laboratorios, basándome en mi propia experiencia personal. Puesto que me gusta mucho viajar, estuve un mes en el Tíbet y al año siguiente hice dos viajes breves a Turquía y Marruecos. Tras el primer viaje inicial al Tíbet, mi digestión no parecía ser tan buena como antes. Me sentía cansado después de comer, tenía decoloración bajo los ojos y ligeras náuseas. Decidí averiguar si tenía algún organismo fecal perjudicial y también poner a prueba los test, así que envié muestras fecales al Great Somokies Diagnostic Laboratory, uno de los mejores laboratorios estadounidenses, y a Parascope, en el Reino Unido, además de acudir a la doctora. Ella me remitió a un especialista, que también llevó a cabo una prueba de heces para detectar parásitos, en la que no se detectó nada. Pero los dos laboratorios iniciales encontraron altos niveles de dos parásitos. No se trata de un hecho extraño, ya que algunos laboratorios de la Seguridad Social no emplean las últimas técnicas para identificar la presencia de parásitos. En 1976, un estudio de Newcastle publicado en *The Lancet* mostró que un adulto con *Giardia lambia* necesitaba someterse a una media de dieciséis investigaciones consecutivas antes de que le diagnosticasen su tipo de infección parasitaria.[26]

---

26. Eastham, E.J. et al., «Diagnosis of Giardia lamblia infection as a cause of diarrhoea» (Diagnóstico de infección de *Giardia lamblia* como consecuencia de diarrea), *The Lancet*, págs. 950-951 (1976).

## Parásitos comunes

Los dos parásitos que me descubrieron fueron *Blastocystis hominis* y *Dientamoeba fragilis*. Si bien existen literalmente cientos de posibles parásitos, estos están en la lista de los «diez primeros» en los laboratorios de parasitología. El laboratorio Parascope, en Leeds, Inglaterra, declaró que alrededor del 40% de las muestras analizadas contienen parásitos. En Estados Unidos, el Great Smokies Diagnostic Laboratory encuentra parásitos en el 20% de las muestras analizadas. El Center for Disease Control (CDC) de Atlanta, Georgia, observó que una de cada seis personas seleccionadas al azar tenía uno o más parásitos. El doctor Hermann Bueno es uno de los parasitólogos con más experiencia del mundo y considera que los «parásitos son los diagnósticos menos emitidos en el génesis de muchos problemas de salud crónicos, incluyendo enfermedades del tracto gastrointestinal y el sistema endocrino».[27]

Según Antony Haynes, un nutricionista especializado en tratamiento de las infecciones intestinales de la Clínica de Nutrición de Londres, los siguientes parásitos son los que se identifican más comúnmente en el Reino Unido:

- **Blastocystis hominis.** Hoy en día está considerado un patógeno (un organismo causante de enfermedad). Sin embargo, también se encuentra en muchas personas que no tienen trastornos y, por lo tanto, debería tratarse sólo cuando hay síntomas presentes. Puede causar síntomas gastrointestinales agudos cuando se presenta en grandes cantidades o en individuos débiles y puede irritar el intestino y provocar fatiga crónica y quejas artríticas y reumatoides. Se ha encontrado en el líquido sinovial en la rodilla de pacientes artríti-

---

27. Bueno, Hermann, *Uninvited Guests* (Huéspedes sin invitación), Keats (1996).

cos. Se aloja en el revestimiento intestinal, haciendo que su erradicación sea muy difícil.

*Trasmisión:* alimentos, agua y superficies contaminadas; cirugía; alimentación por sonda en hospitales.

- **Dientamoeba fragilis.** Infección que puede ser asintomática o puede presentarse con diarrea y flacidez estomacal. Puede haber sangre en las heces.

*Trasmisión:* agua contaminada o ingerir huevos de gusano alfiler (con la comida).

- **Entamoeba coli.** Las infecciones a menudo son asintomáticas, pero también puede aparecer con diarrea leve. Los efectos de la infección parasitaria pueden ir más allá de los síntomas digestivos. Su presencia puede desencadenar el desarrollo de síntomas crónicos «por todo el cuerpo».

*Trasmisión:* mediante el agua o los alimentos.

- **Giardia lambia.** Estos parásitos se agarran a la parte superior del intestino delgado mediante un disco de succión, recubriendo la pared intestinal, evitando la digestión y asimilación de los alimentos. Puede producirse una serie de síntomas, incluyendo diarrea, estreñimiento, malabsorción, fatiga, depresión, hinchazón, flatulencia, calambres abdominales, náuseas y heces grasientas. Pueblos y ciudades enteras han sido infectados en la historia más reciente mediante la contaminación del suministro de agua (por ejemplo, Aspen en Colorado, y San Petersburgo en Rusia).

*Trasmisión:* tragar la forma que puede ser transportada por todo el cuerpo sin ser destruida debido a los jugos digestivos. En esa fase, el parásito es infeccioso, ya que puede trasmitirse por el agua del grifo o en alimentos infectados (vía humana o mediante heces de los animales) a otro humano.

- **Endolimax nana.** Este es el número más reducido de ameba intestinal y la investigación más convincente que analiza su virulencia infraestimada ha sido la llevada a cabo por el investigador británico Roger Wynburn-Mason, quien sugiere que *E. nana* es la causa de la artritis reumatoide y de una serie de enfermedades relacionadas con el colágeno.[28] Algunos investigadores consideran que puede que Wynburn-Mason haya desidentificado el organismo con forma de ameba, aunque están de acuerdo en que se trata de algún tipo de organismo al que los seres humanos se han vuelto genéticamente susceptibles y que provoca artritis reumatoide.

  *Trasmisión:* agua del grifo o alimentos contaminados.

- **Cryptosporidium.** Normalmente, la infección dura poco en personas sanas y causa dolor abdominal, pérdida de peso, fiebre, diarrea y náuseas. En quienes poseen un sistema inmunológico débil, este parásito provoca problemas mucho más graves porque puede dar como resultado deshidratación grave y desequilibrios de electrólitos.

  *Trasmisión:* agua contaminada proveniente del suelo, animales de granja, contacto sexual y ruta fecal-oral.

Es importante añadir que la presencia de algunos de estos parásitos no significa necesariamente que la persona se encuentre mal o que deba seguir un tratamiento. Por ejemplo, *Blastocystis hominis* no siempre fue considerado un patógeno, aunque hay cada vez más evidencias de que puede provocar problemas digestivos en determinadas personas, según el doctor Ziertt, del

---

28. Wynburn-Mason, R., *The Causation of Rheumatoid Disease and Many Human Cancers: A New Concept in Medicine*, Iji Publishing Company, Tokyo (1978).

Instituto Nacional Estadounidense de Salud.[29] Este médico norteamericano experto en el tratamiento de parásitos normalmente sólo recomienda tratamiento si existe un resultado positivo en las pruebas y hay síntomas asociados, sobre todo si hay evidencia de permeabilidad intestinal. Debido a la complejidad de esta área, si sospechas que tienes un problema, es importante que te pongas en contacto con un doctor bien informado o con un nutricionista clínico.

## Tratar parásitos y otros organismos fecales perjudiciales

El tratamiento convencional de parásitos y otros organismos fecales perjudiciales, como las bacterias indeseables (incluida la *Helicobacter pylori*) y las *Cándida albians,* consiste en una serie de fármacos o medicamentos de tipo antibiótico de distintos grados de toxicidad y capaces de producir efectos perjudiciales en las bacterias intestinales benéficas. Si bien estos tratamientos médicos pueden ser necesarios, sobre todo en las infecciones más arraigadas, a menudo es más efectivo tratar estos problemas de otro modo o realizar un seguimiento posterior con suplementos, remedios naturales y probióticos menos tóxicos. Algunas infecciones pueden tratarse con remedios naturales únicamente sin recurrir a fármacos más tóxicos. Tu médico de cabecera puede recomendarte cuál

---

29. Russo, A.R. et al. «Presumptive evidence for Blastocystis hominis as a cause of colitis» (Presunta evidencia de *Blastocystis hominis* como causa de colitis), *Archives of Internal Medicine*, vol. 148 (5), pág. 1.064 (1988), Hussain Quadri, S.M., Al-Okaili, G.A. y Al-Dayel, F., «Clinical significance of Blastocystis hominis» (Evidencias clínicas de *Blastocystis hominis*), *Journal of Clinical Microbiology,* vol. 27 (11), págs. 2.407-2.409 (1989). Kain, K.C. et al, «Epidemiology and clinical features associated with *Blastocystis hominis* infection» (Epidemiología y aspectos clínicos asociados con la infección *Blastocystis hominis*), Diagnostic Microbiology and Infectious Disease, vol. 8 (4), págs. 234-244 (1987).

es la mejor estrategia en tu caso y seguramente recurrirá a uno o más de los siguientes remedios naturales.

| Remedio natural | Antibacteriano | Antihongo | Antiparasitario |
|---|:---:|:---:|:---:|
| Berberina (un extracto de *Hydrastis canadensis*) | ✓ | ✓ | ✓ |
| *Hydrastis canadensis* | ✓ | ✓ | ✓ |
| Cáscara sagrada | ✓ | ✓ | ✓ |
| Extracto de raíz de uva de Oregón | ✓ | ✓ | ✓ |
| Extracto de semilla de pomelo (citricidal) | ✓ | ✓ | ✓ |
| *Echinacea angustifolia* | ✓ | ✓ | ✓ |
| Ajo | ✓ | | |
| Pau d'arco | | ✓ | |
| *Quassia amara* | | | ✓ |
| *Artemesia annual* | ✓ | ✓ | ✓ |
| Aloe vera | ✓ | ✓ | |

## Evitar infecciones

La prevención es mejor que la curación y la mejor forma de estar libre de organismos fecales perjudiciales es asegurarse de que el sistema inmunológico está en forma y sano, se tiene una buena flora intestinal y el sistema digestivo está sano, y disminuir el máximo posible la exposición a potenciales organismos perjudiciales.

Los siguientes hábitos pueden reducir el riesgo:

- Bebe agua filtrada, destilada, embotellada o hervida, sobre todo cuando estés en el extranjero.

- Lava la fruta y las hortalizas a conciencia.

- Lávate las manos con jabón antes de comer y mantén tus uñas cortas y limpias.

- Cocina los alimentos a la temperatura adecuada (más de 80 °C) para acabar con los parásitos y las bacterias. Cocina la carne a más de 160 °C y hornea el pescado a 200 °C.

- Evita alimentos crudos como el sushi.

- Higieniza todos los asientos sanitarios y orinales, sobre todo los que utilizan los niños.

- No camines descalzo, sobre todo sobre suelo húmedo y arenoso.

- No utilices agua del grifo para limpiar las lentes de contacto. Usa soluciones específicas esterilizadas.

- Mantén a los niños pequeños alejados de cachorros y otros animales que no son desparasitados con regularidad. No dejes que besen a los animales.

# 15

## Cómo combatir la candidiasis

Una de las infecciones gastrointestinales más comunes es la candidiasis. Se trata del crecimiento excesivo del hongo *Candida albicans*. El nombre *Candida albicans* significa «dulce y blanca», lo que sugiere algo delicado y puro, pero en realidad es un microbio diminuto, un hongo, que se multiplica, migra y libera toxinas. Puede afectarnos con innumerables síntomas (problemas intestinales, alergias, disfunciones hormonales, molestias dérmicas, dolor en los músculos y articulaciones, aftas, infecciones y trastornos emocionales), muchos de los cuales se producen también por otras enfermedades y de ahí que su diagnóstico no sea siempre acertado.

Las personas afectadas a menudo personifican la cándida como un enemigo contra el que deben emprender una larga y cruenta guerra. La única vía para conseguir la victoria es comprender sus tácticas y llevar a cabo una ofensiva con todas las armas de las que se dispone. El enemigo no dejará de lado la oportunidad de ganar terreno perdido, así que la batalla debe ser constante, hasta que se gane por completo (hay incluso peligro de falsas treguas).

Aun así, en la mayoría de los casos somos responsables de esta situación angustiosa. Tomamos muchas cantidades de azúcar refinado, que le encanta al microbio; los antibióticos utilizados indiscriminadamente reducen las bacterias beneficiosas y allanan el terreno para los microbios patógenos; los fármacos esteroides y los tratamientos hormonales atacan el sistema inmunológico, de modo que no puede acabar con los patógenos de forma efectiva, y las fórmulas de los «potitos» para los bebés aseguran un temprano desequilibrio en la ecología intestinal. No hay que echarle toda la culpa a la cándida, ya que nosotros no hacemos más que respaldarla. El primer paso en la batalla contra nuestro enemigo es aceptar la responsabilidad de nuestra salud.

## Un plan basado en cuatro puntos para combatir la candidiasis

### 1. Dieta

El propósito de esta dieta es que este hongo se muera de hambre. El azúcar fomenta el crecimiento de hongos y, por lo tanto, debe evitarse estrictamente en todas sus formas, incluyendo la lactosa (azúcar contenido en la leche), la malta y la fructosa (azúcar contenido en la fruta). Los carbohidratos refinados se añaden a la carga de glucosa, así que es esencial utilizar sólo harina, arroz y otros productos integrales. Hay otras sustancias que también deben evitarse como la levadura (pan, salsas), productos fermentados (alcohol, vinagre), moho (queso, champiñones) y estimulantes (té, café). Un enfoque positivo para la dieta es esencial; hay libros que demuestran que la dieta para combatir la candidiasis puede suponer una experiencia agradable.

La candidiasis normalmente crea anhelos de ingerir sus alimentos preferidos y, en esos momentos, hay que tener una determinación muy fuerte para seguir la dieta. La motivación la fomenta la comprensión de lo que está sucediendo. Incluso cuando los síntomas relacionados con la candidiasis han desaparecido por completo, debe mantenerse la dieta durante un año más para consolidar el nuevo equilibrio de la flora intestinal. Verás cómo poco a poco esas ansias golosas irán desapareciendo y te será más fácil seguir la dieta.

## 2. Programa de suplemento personal

Un programa de suplemento puede ayudar a corregir desequilibrios en la tolerancia de glucosa, en la posición hormonal y en el nivel de histamina, y también puede contribuir a la desintoxicación de los contaminantes corporales. Es importante reforzar el sistema inmunológico de todas las formas posibles para poder combatir la candidiasis. La situación debería ser controlada y el programa sometido a una nueva evaluación cada tres meses.

El programa de nutrientes deberá ser detenidamente calculado por tu nutricionista y contener vitamina C para ampliar los niveles de tolerancia intestinal y ayudar a eliminar las toxinas corporales. Asimismo, tomar ácido pantoténico (vitamina B5), 500 mg, dos veces al día puede reducir los efectos adversos de las toxinas.

## 3. Suplementos antifúngicos

Uno de los agentes antifúngicos más útil es el ácido caprílico, un ácido graso que está presente en los cocos. Su gran ventaja es que no afecta adversamente a los organismos beneficiosos. Es soluble en grasas, así que penetra en las membranas celulares. Como el caprilato de calcio/magnesio, sobrevive a los procesos digestivos y es capaz de alcanzar el colon. Por razones que todavía debemos tratar, es esencial empezar con un bajo nivel y después ir subiéndolo gradualmente, un proceso que resulta más fácil si se usan cápsulas de distinta concentración.

La artemesia es una hierba con un amplio espectro de propiedades antifúngicas, útil contra una gran gama de patógenos, pero sin dañar los microbios positivos. Un marcador alto en el cuestionario de cándida y en el historial de enfermedades originadas en un clima cálido son razones suficientes para sospechar que existe otro parásito distinto a la cándida, y que por ello debería emplearse un agente antifúngico de amplio alcance.

El própolis es otra sustancia natural que, según una investigación llevada a cabo en la Universidad de Bratislava, es notablemente efectiva para combatir las enfermedades de hongos en la piel y el cuerpo. Puede tomarse en forma de gotas e ir aumentando la dosis gradualmente. Su efecto anestésico es efectivo para aliviar la afta bucal y, como crema, para paliar los dolores musculares.

El aloe vera es un antifúngico suave y, si se hacen enjuagues en la boca, es refrescante y supone una ayuda para la digestión. También puede utilizarse para remojar las dentaduras postizas por la noche (es mejor que otros productos que no tienen propiedades antifúngicas). Las dentaduras postizas pueden ser una fuente recuerrente de infecciones de candidiasis.

El aceite de árbol de té también es un agente antifúngico y, en crema, puede utilizarse para mejorar los problemas dérmicos de hongos. La cándida se asocia frecuentemente con el eczema, la psoriasis y el acné, así como con el ojo de pollo y otras infecciones con origen en los hongos en la piel o las uñas.

El extracto de semillas de pomelo, también denominado citricidal, es un antibiótico poderoso, antifúngico y antivírico. La gran ventaja es que no tiene muchos efectos en las bacterias intestinales beneficiosas. Se administra en gotas, y lo mejor es tomarlo dos o tres veces al día, quince gotas cada vez, y en cápsulas. Otras preparaciones antifúngicas contienen aceite de orégano, hojas de oliva, ajo, *Hydrastis canadensis* y pau d´arco.

Probándolos con cuidado, pronto se puede descubrir cuál es el antifúngico natural que funciona mejor en cada caso. Consulta a un nutricionista o fitoterapeuta para determinar las dosis óptimas para su problema digestivo concreto.

## 4. Probióticos

Se necesitan suplementos para hacer que en el intestino haya las bacterias beneficiosas suficientes y que puedan reestablecerse como una colonia sana. Los norteamericanos lo denominan «reforestación». El papel de estas bifidobacterias es aumentar la acidez y producir ácido láctico y ácido acético para inhibir microorganismos indeseables que competirían entre ellos para ocupar ciertos lugares. Los tejidos cubiertos densamente con organismos beneficiosos ofrecen una barrera efectiva que vence a los patógenos invasores.

*Lactobacillus acidophilus* es el principal colonizador del intestino delgado y *Bifidobacterium bifidum* ocupa el intestino grueso y la vagina; asimismo produce vitamina B. Otras bacterias de ayuda son las transitorias *Lactobacillus bulgaricus* y *Streptococcus thermophilus*, que también producen ácido láctico en su paso por el intestino. Estas bacterias beneficiosas contenidas en el yogur son saludables, a menos que se tenga intolerancia a ellas (en este caso se puede optar por la leche de cabra u oveja si sólo se es sensible a la de vaca). En el yogur, el contenido de lactosa (azúcar en la leche) se ha convertido en ácido lácteo gracias a las enzimas productoras de bifidobacterias.

Para asegurar que estas bacterias se mueven con seguridad por medio de los jugos gástricos, debes tomarlas en cápsulas, que suministran grandes cantidades de organismos en forma congelada-seca. Deberías tomarte dos cápsulas al día, una con el desayuno y otra con la cena, pero la dosis podría ampliarse a seis diarias o incluso más en casos de diarrea o enfermedad que requiera antibióticos (que reducen las bifidobacterias). Una crema acidófila es una ayuda beneficiosa en casos de infecciones vaginales producidas por hongos.

Cada uno de los puntos en este plan de acción fundamentado en cuatro pilares es esencial en la lucha contra la candidiasis. El no cumplir alguno de los aspectos puede provocar la derrota en la batalla. Asimismo, cabe introducir un quinto aspecto vital: el apoyo. Cualquier persona que entre en esta «zona de guerra» experimentará confusión y depresión. Se necesita a alguien que pueda observar la situación objetivamente y que pueda discernir entre lo que está ocurriendo y la meta. Este papel lo ejercerá un buen nutricionista.

# 16

# El síndrome de la permeabilidad intestinal

Normalmente, los alimentos sanos también pueden llegar a ser toxinas para el cuerpo si no han sido digeridos o absorbidos adecuadamente. Estamos diseñados para digerir los alimentos en moléculas que puedan pasar por el tracto digestivo y por el sistema sanguíneo. Si una persona no digiere bien la comida, o si su pared intestinal se vuelve demasiado permeable, los alimentos que todavía no han sido completamente digeridos pueden entrar en la sangre. Cuando esto ocurre, las células «vigilantes» del sistema inmunológico se activan y los tratan como invasores, desatando una reacción alérgica. La consiguiente batalla provoca un complejo de sustancias químicas que son tóxicas y que necesitan ser eliminadas.

Por lo tanto, la integridad de la pared intestinal es crítica para nuestra salud y nuestros cuerpos trabajan duro para mantener una permeabilidad adecuada ante cualquier «asalto» que pueda producirse. Hoy en día está generalmente aceptado que esa permeabilidad, si bien es muy compleja, es vulnerable y está sujeta a cambios, dependiendo de la integridad de la pared intestinal y de las sustancias a las que está expuesta. Un aumento en la permeabilidad, lejos de facilitar el transporte de nutrientes, permite la entrada de toxinas y partículas alimenticias no acabadas de digerir, lo que puede dar lugar a una serie de problemas de salud asociados con el «síndrome de la permeabilidad intestinal».[30]

**Síntomas y condiciones asociadas con el síndrome de permeabilidad intestinal:**

- Acné.
- Sida/infección VIH.
- Artritis (osteo/reumatoide).
- Autismo.
- Hiperactividad en la infancia.
- Síndrome de fatiga crónica.
- Hepatitis crónica.
- Pancreatitis crónica.
- Enfermedad celíaca.
- Fibrosis quística.
- Depresión, cambios de humor.
- Diarrea/estreñimiento.
- Eczema.
- Fatiga.
- Sensibilidades a los alimentos/sustancias químicas.
- Intestinos inflamados (enfermedad de Crohn, colitis ulcerosa).
- Síndrome de intestino irritado.

---

30. Galland, L., «Leaky Gut Síndrome: Breaking the vicious cycle» (Síndrome de permeabilidad intestinal: romper el círculo vicioso), *Townsend Letter for Doctors* (agosto/sep. 1995).

- Soriasis, dermatitis.

- Urticaria.

- Infecciones virales o bacteriales.

El recubrimiento del tracto digestivo es una «piel» especialmente compleja que realiza innumerables funciones: digiere alimentos, los absorbe, mueve la comida, ofrece protección inmunológica, y un largo etcétera. Sus pliegues y recubrimientos llevan a cabo la aparentemente contradictoria tarea de actuar tanto de barrera para las toxinas y grandes partículas como de única puerta selectiva para los nutrientes. Este equilibrio cuidadoso se enfrenta cada día a múltiples toxinas y alérgenos que, si se cuenta con membranas mucosas sanas, con una permeabilidad adecuada, con inmunidad, una correcta función del hígado y la flora, no suponen ningún peligro. Si, por el contrario, cualquiera de estos factores se ve comprometido, seguramente se desatará una enfermedad.

## ¿Qué causa el aumento de permeabilidad?

El tracto intestinal puede volverse permeable por una serie de razones. Si el sistema inmunológico de una persona está debilitado y, por consiguiente, hay bajos niveles de secreción IgA (un factor común cuando hay estrés prolongado), se pueden desencadenar toda una serie de consecuencias. Los irritantes del recubrimiento intestinal son el gluten del trigo, un exceso de alcohol, el café, el té y muchos otros alimentos que provocan alergias. Cualquier deficiencia en los nutrientes que crean las células, como la vitamina A, el zinc, la glutamina y las grasas esenciales, puede dar como resultado una débil estructura de pared intestinal. Un excesivo crecimiento de las bacterias u hongos equivocados, como *Candida albicans* o cualquier otro parásito puede crear una especie de nido reproductor en la pared intestinal, irritándola y provocando una mayor permeabilidad. Incluso cuando hay hinchazón abdominal, ya sea como resultado de comer demasiado o por dilatamiento, la pared intestinal puede sentir un exceso de estrés. Asimismo, los antibióticos, la aspirina y otros fármacos antiinflamatorios son especialmente perjudiciales para el intestino.

**Causas comunes del síndrome de permeabilidad intestinal:**

- Alcohol.

- Antibióticos.

- Fármacos antiinflamatorios (por ejemplo, la aspirina).

- Quimioterapia/radioterapia.

- Dismicrobialismo (desequilibrio bacterial).

- Alergias a los alimentos.

- Enfermedad gastrointestinal.

- Infecciones (bacterias, virus, parásitos, hongos).

- Enfermedad del intestino inflamado.

- Estrés a largo plazo.

- Dieta baja en fibra.

- Deficiencias nutricionales (por ejemplo, vitamina A, zinc, glutamina, omega 3, grasas esenciales, etc.).

- Mala digestión.

- Deficiencia en la secreción de IgA.

Como hemos visto, un aumento en la permeabilidad no incrementa la absorción de nutrientes esenciales. De hecho, seguramente la reducirá, ya que las tareas del recubrimiento intestinal se ven afectadas por los daños causados y por la inflamación. Una vez que la permeabilidad aumenta, puede darse un círculo vicioso en el que el pasaje de toxinas y partículas alimenticias no digeridas en el cuerpo cree condiciones que más tarde agravan la situación: sobrecarga del hígado, malabsorción, alergia y dismicrobialismo.

## Pared intestinal excesivamente permeable. ¿Consecuencia o causa?

Irónicamente, una vez que el hígado se sobrecarga de toxinas, las sustancias químicas tóxicas pueden excretarse en la bilis y volver a entrar en el tracto digestivo, contribuyendo a un posterior daño intestinal.[31] Asimismo, el aumento de inflamación en el tracto digestivo frena la absorción corporal de nutrientes promotores de salud que necesita el hígado y el cuerpo para producir enzimas digestivas. Se trata de un círculo vicioso en el que el síndrome de permeabilidad intestinal crea condiciones que fomentan su agravamiento.[32]

La conexión entre alergias y permeabilidad intestinal es otra situación de «la gallina y los huevos» en la que una puede conducir a la otra. Las alergias pueden manifestarse de muchos modos, incluyendo eczema, fatiga, etc. Algunos científicos proponen que las alergias a los alimentos contribuyen al síndrome de permeabilidad intestinal en personas asmáticas debido a una sobrecarga alérgica que acaba con el sistema inmunológico intesti-

---

31. Northrop-Clewes, C.A. and Downes, R.M., «Chronic diarrhoea and malnutrition in the Gambia: studies on intestinal permeability» (Diarrea crónica y malnutrición en Gambia: estudios sobre la permeabilidad intestinal), *Transactions of the Royal Society of Tropical Medicine and Hygiene*, vol. 85 (1), págs. 8-11 (1991).

32. Sudduth, W.H., «The role of bacteria and enterotoxemia in physical addition to alcohol» (El papel de las bacterias y de la enterotoxemia en la adicción física al alcohol), *Microecology and Therapy*, vol. 18 (1989).

nal.[33] El doctor Leo Galland sugiere que sustancias químicas como la histamina, liberadas en respuesta a los alérgenos, aumentan la permeabilidad. Un número de estudios ha demostrado que las personas con alergias a los alimentos han aumentado la permeabilidad en un estado de ayuno que después se agravó cuando se tomaba el alimento ofensor.[34]

El dismicrobialismo (un desequilibrio de la flora intestinal) es también una posible causa y consecuencia del síndrome de permeabilidad intestinal. Un bajo nivel de acidez estomacal puede contribuir, ya que su tarea es acabar con los microorganismos que pueden dañar posteriormente el tracto digestivo. Parece ser que un aumento en la permeabilidad puede incluso provocar que el sistema inmunológico reaccione en exceso ante las bacterias intestinales normales y los organismos patogénicos, causando a su vez mayor permeabilidad.

## Curar la permeabilidad intestinal

Curar la permeabilidad intestinal requiere esencialmente tres pasos:

**1.** Eliminar la causa.

**2.** Mejorar la flora y la función intestinal.

**3.** Reparar el intestino.

Para poder eliminar la causa de la alta permeabilidad, hay que detectarla primero. Hay que considerar factores como los fármacos, el alcohol, la cafeína, alergias provocadas

---

33. Bernard, et al., «Increased intestinal permeability in bronchial asthma» (Aumento de permeabilidad intestinal en el asma bronquial), *Journal of Allergy and Clinical Immunology*, vol. 97, págs. 1.173-1.178 (1996).

34. Andre, C. et al., *Annals of Allergy, Asthma & Immunology*, vol. 59 (11), págs. 127-130 (1987); vol. 44 (9), págs. 47-51 (1989).

por los alimentos, organismos fecales perjudiciales, candidiasis o dismicrobialismo. Cualquier mejora en la salud intestinal será muy difícil mientras alguno de estos elementos siga estando presente.

Mientras tanto, es esencial ofrecer al intestino una buena dosis de nutrientes esenciales para lograr una salud óptima y para la reestructuración. Entre ellos, deberían ingerirse vitamina A, zinc, glutamina, ácidos grasos esenciales, antioxidantes, n-acetil-glucosamina y fibra.

La presencia de bacterias benévolas en cantidades adecuadas también es crucial para desarrollar y mantener un intestino sano. Los suplementos de probióticos que contienen una amplia gama de bacterias incluyendo varios lactobacilos bífidus pueden ayudar, especialmente cuando se acompañan de fructooligosacáridos. Es importante asegurar una buena digestión: hay que masticar bien y mantener los niveles adecuados de acidez estomacal, así como el número de enzimas digestivas. Esto puede conseguirse con los suplementos.

Asimismo, hay evitar los alérgenos sospechosos (normalmente, el trigo, el gluten y los productos lácteos), el azúcar, los carbohidratos refinados, la grasa saturada y la carne y tomar suficiente agua, fibra y alimentos densos que contengan agua.

# 17 Prevenir gases, hinchazón, estreñimiento y hemorroides

El tracto digestivo normalmente contiene 200 ml de gases y no es anormal que lo recorran entre 400 y 2.000 ml de gases a diario. Alrededor del 90% de los gases están compuestos de nitrógeno, oxígeno, dióxido de carbono, metano e hidrógeno. El nitrógeno y el oxígeno provienen del aire que se traga; el dióxido de carbono se produce cuando el ácido estomacal se mezcla con bicarbonatos de la bilis y los jugos pancreáticos. La mayoría del oxígeno y el dióxido de carbono son reabsorbidos en el sistema sanguíneo por el intestino delgado. El colon, o intestino grueso, contiene billones de bacterias, que son esenciales para una buena salud y cuya misión es fermentar los productos que llegan desde el intestino delgado. A medida que las bacterias fermentan los residuos, se producen grandes cantidades de hidrógeno, metano, dióxido de carbono y otros gases. Aunque algunos vuelven a ser absorbidos por la sangre y excretados por el aliento, el resto pasa como gases.

## Las causas de los gases

Una de las principales causas de excesivos gases es la indigestión. Si los alimentos no se descomponen completamente, le están ofreciendo a los microorganismos del tracto digestivo más «comida» y, por lo tanto, más gases. Por eso, el primer paso para solucionar el problema es modificar tu dieta y tomar suplementos de enzimas digestivas con cada comida. Ciertos alimentos generan más gases, incluyendo las judías y ciertas verduras como el repollo, la col de Bruselas, la coliflor, el nabo, el puerro, la cebolla y el ajo. Una dieta alta en fibra también puede generar más gases porque estos alimentos contienen carbohidratos indigeribles. Uno de los principales tipos de carbohidratos indigeribles son las galactosidasas. Si bien es normal que haya una pequeña cantidad de gas proveniente de la ingestión de estos alimentos, los gases excesivos pueden prevenirse con suplementos de la enzima alfagalactosidasa. Así se descomponen los carbohidratos indigeribles y se reduce la flatulencia. Algunas fórmulas de enzimas digestivas contienen esta enzima además de enzimas que digieren proteínas, grasas y carbohidratos. Los gases excesivos y malolientes suelen eliminarse con un cambio de dieta y siguiendo el plan de acción para una digestión sana que explicamos en el capítulo 19.

Otra causa de gases es el dismicrobialismo. Una infección con *Candida albicans*, por ejemplo, o un exceso de las bacterias intestinales «malas» puede contribuir a gases excesivos. Las personas que toman antibióticos, que interrumpen el equilibrio correcto de bacterias, a menudo se dan cuenta de que tienen más gases. Corregir el desequilibrio bacterial con probióticos en muchos casos reduce el problema, aunque también puede empeorar las cosas durante la primera semana, mientras se reestablecen las bacterias beneficiosas.

Si entra demasiado aire en el estómago (por comer deprisa, engullir la comida, beber demasiado líquido con la comida, masticar chicle, fumar o beber refrescos con gas que generan dióxido de carbono), este se libera eructando. Es perfectamente normal. A veces, como parte de una reacción de estrés, la gente traga demasiado aire. Los efectos del estrés en la digestión se tratarán en el próximo capítulo.

## Hinchazón

La hinchazón y la distensión abdominal normalmente son el resultado de los mismos factores que causan flatulencia. Una hinchazón excesiva, sobre todo si el área abdominal está muy distendida y dura como un globo, contribuye a la permeabilidad intestinal y se trata también de una señal de un sistema digestivo poco sano. La hinchazón también puede deberse a irregularidades durante las cuales los músculos no trabajan bien para hacer que todo siga moviéndose como es debido, dando lugar a estreñimiento o, como mínimo, a una digestión lenta.

## Estreñimiento

El estreñimiento tiene muchas causas y la más común son las heces duras. Los alimentos naturales permanecen blandos en el tracto digestivo porque contienen fibras que absorben agua y se expanden dentro del tracto digestivo. La fruta y las verduras contienen de forma natural mucha agua. Siempre y cuando se preparen bien, los cereales como la avena y el arroz absorben agua y ofrecen una materia acuosa en el tracto digestivo. Si tenemos en cuenta que literalmente estamos hechos en un 65% de agua, parece tener sentido ingerir alimentos con un alto contenido de este elemento. La carne, el queso, los huevos, los granos refinados y el trigo (debido a su contenido en gluten) pueden fomentar el estreñimiento. Si bien no debería ser necesario añadir fibra a una buena dieta, la fibra de avena es especialmente beneficiosa (esta está presente de forma natural en los copos de avena).

Algunos alimentos y nutrientes ejercen un ligero efecto laxante como la linaza (que puede molerse y echarse sobre la comida), las ciruelas y la vitamina C (en dosis de varios gramos).

El no beber suficiente agua es también una causa muy común del estreñimiento. Necesitamos al menos un litro de agua al día para tener una salud digestiva óptima. Muchas veces basta con aumentar la cantidad de agua que bebemos para solucionar el problema de estreñimiento.

Si sigues una dieta alta en fibra y bebes suficiente agua, deberías experimentar la necesidad de defecar dos o tres veces al día, tras las comidas. Las heces deberían ser de formación suelta, en vez de duras. Muchas personas suprimen o ignoran la necesidad natural de ir al lavabo, lo que basta para generar estreñimiento. Por eso, si tienes la más mínima necesidad de defecar tras una comida, deberas ir al lavabo. Las molestias de la acción muscular peristáltica normal de los intestinos también pueden provocar estreñimiento al supremir este reflejo natural. Trataremos con más profundidad este tema en el próximo capítulo.

## Laxantes naturales

La mayoría de los laxantes, incluso los naturales que contienen la hierba sen o cáscara sagrada, son irritantes gastrointestinales y, aunque funcionan, no acaban de solucionar la causa subyacente. Pueden resultar útiles como medida de emergencia, pero no es buena idea tomar estos remedios regularmente. Algunos productos que tienen el propósito de promover la regularidad son preparaciones de concentrados de fibra que contienen salvado de trigo, ispaghula, metilcelulosa o esterculia. Es muy importante beber mucha agua si se están tomando suplementos de fibra. Sin embargo, a medida que empieces a modificar tu dieta y vayas haciéndola más rica en fibra, los suplementos dejarán de ser necesarios.

Un nuevo tipo de laxante, el fructooligosacárido, que se ofrece en polvo, funciona de un modo mucho más beneficioso que los laxantes convencionales que a veces hacen que sea difícil establecer la correcta acción muscular peristáltica. Los fructooligosacáridos son un tipo de complejos de carbohidrato que ayudan a mantener el intestino hidratado y fomentan la producción de bacterias saludables. Así, la masa fecal está más blanda y puede pasar por el intestino con más facilidad. Si bien los resultados no son tan rápidos, es la mejor vía para reducir el estreñimiento.

## Las consecuencias del estreñimiento

Para algunas personas el estreñimiento a largo plazo puede acabar en barreras físicas y distensiones del intestino. Esta es la causa más importante de diverticulosis y puede desembocar en problemas intestinales. El estreñimiento alarga el tiempo que la comida pasa en el tracto intestinal, lo que ofrece más oportunidades para la putrefacción y mayor exposición a material tóxico. Este es el factor principal que contribuye al desarrollo de cáncer colorrectal y, por consiguiente, no es sorprendente que exista una asociación entre estreñimiento y mayor riesgo de desarrollar cáncer colorrectal.[35]

## Hemorroides (almorranas)

Otra consecuencia del estreñimiento crónico son las hemorroides. Se trata de vasos sanguíneos inflamados alre-

---

35. Jacobs, E.J., y White,E., «Constipation, laxative use and colon cancer among middle-aged adults» (Estreñimiento, uso laxativo y cáncer de colon entre adultos de mediana edad), *Epidemiology*, vol. 9 (4), págs. 385-391 (1998).

dedor del ano y el recto que se ensanchan cuando están bajo presión, como si se tratase de una vena varicosa. La razón más común para desarrollar hemorroides es la tensión que se ejerce sobre las venas en la defecación. Por lo tanto, cuanto menos compactas sean las heces, más fácil será que salgan. El síntoma principal de las hemorroides es el picor anal (que puede estar presente en la infección de candidiasis o en la enfermedad intestinal inflamatoria), lo que a su vez puede provocar que la persona se rasque, agravando el problema. La diarrea también puede agravar el picor anal y alterar las hemorroides. Si bien es cierto que los baños frecuentes con agua caliente y las cremas antiinflamatorias pueden aliviar los síntomas, sólo se consigue una curación total a largo plazo mediante cambios dietéticos.

No obstante, en ocasiones las modificaciones en la dieta no son suficientes para conseguir limpiar completamente el tracto intestinal. Una combinación de fibras concretas, como *Psyllium husks*, fibra de remolacha, fibra de avena y hierbas, que pueden hacer que la materia fecal esté más suelta, puede ser muy beneficiosa. Se pueden encontrar en formas limpiadoras de colon que consisten en unos polvos y cápsulas que hay que tomar durante un periodo de entre uno y tres meses.

Otro tratamiento que puede ser de utilidad es la terapia de colon. Es un enema avanzado por el que se pasa agua hasta el intestino y, junto con un masaje abdominal, ayuda a eliminar los residuos de masa fecal.

Los ejercicios que estimulan el área abdominal también pueden mejorar la digestión, al igual que los ejercicios de respiración que relajan el abdomen. Es un reflejo natural del cuerpo dejar de digerir en momentos de estrés, por lo que la relajación es vital, tal y como comprobarás en el siguiente capítulo.

# 18

# Estrés, tensión abdominal y peristaltismo

El sistema digestivo no puede separarse del resto del cuerpo, al igual que el cuerpo no puede separarse de la mente. Por lo tanto, nuestro nivel de estrés y estado psicológico tienen mucho que ver con nuestra salud digestiva. El sistema digestivo es la base de nuestra supervivencia y representa el instinto de la autoconservación de la especie. Su territorio físico es la cavidad abdominal y su centro la barriga. En la tradición de las artes marciales el centro de energía vital está situado en un punto a una distancia de cuatro dedos por debajo del ombligo y a unos 2,5 cm de profundidad. Se conoce, según las distintas tradiciones, como *kath*, *ki* o *tantien*.

La cavidad abdominal está separada de la cavidad torácica (pulmones, corazón y riñones, que están contenidos en la caja torácica) por el diafragma, un músculo con forma de bóveda. Nuestra manera de respirar y la acción del diafragma son críticas para nuestros procesos digestivos. En una persona relajada y sana, el músculo diafrágmico se estira hacia abajo al inhalar, abriendo espacio pulmonar para que entre el aire, y se concentra hacia arriba, reduciendo el espacio pulmonar, cuando espiramos. Por lo tanto, la barriga debería extenderse cuando inhalamos, cuando el músculo diafrágmico desciende, y relajarse cuando espiramos. Eso es lo que ocurre en los bebés y en los animales, pero a medida que los seres humanos vamos haciéndonos mayores, muchos perdemos la capacidad natural de respirar profundamente y acabamos haciéndolo de forma superficial. Es como si las dos cavidades se hubiesen separado, lo que a su vez significa que los órganos digestivos no están «masajeados» por los movimientos del diafragma. Asimismo, significa que los músculos del abdomen pueden estar en estado de tensión, inhibiendo los procesos digestivos.

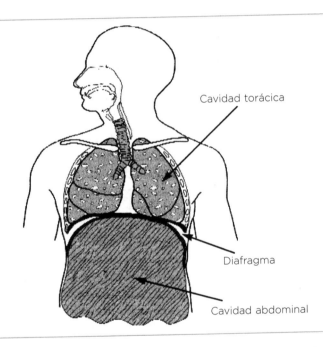

**Figura 9.** Las cavidades abdominal y torácica y el diafragma.

Al igual que se dice que el corazón, o la cavidad torácica, representa nuestro instinto para relacionarnos con los demás, la barriga y la cavidad abdominal están relacionadas con nuestro instinto de supervivencia, con nuestro «ser». La cabeza o la cavidad craneal representa nuestro instinto de adaptación, nuestro «hacer». Las tensiones psicológicas respecto a hacer (hacer frente a), relacionarnos (pertenecer a) y ser (sentirnos seguros) se manifiestan en el cuerpo como tensión física. Una de las principales áreas de tensión física es la musculatura abdominal. La tensión en esta área puede ser vista como una manifestación de la percepción psicológica de algún tipo de amenaza a nuestra exisencia con pensamientos como «¿Qué ocurrirá si pierdo el puesto de trabajo?» o «¿Y si no puedo pagar la hipoteca?» o «Nunca tendré suficiente como para sentirme seguro» o «No me siento seguro» (es decir, aspectos que giran entorno a nuestro ser: alimento, salud, hogar, dinero, seguridad, etc.). La tensión psicológica queda almacenada en el cuerpo como tensión física que tiene un fuerte impacto en la digestión, interfiriendo en la acción peristáltica normal de los músculos que rodean los intestinos grueso y delgado.

Normalmente, este movimiento peristáltico de ola de las contracciones musculares es lo que hace que todo se vaya moviendo por el tracto digestivo. Si, por ejemplo, queda suprimido, ya sea por la tensión abdominal o por el estreñimiento y la distensión del colon, la peristalsis podría bloquearse o debilitarse significativamente, lo que llevaría a una mayor tendencia al estreñimiento. Por el contrario, si se produce un exceso de contracciones de los músculos abdominales, la persona puede sentir dolores digestivos parecidos a los calambres y sufrir diarrea.

## Relajar la barriga y restablecer el correcto movimiento peristáltico

Hay muchas vías para restaurar el adecuado tono muscular abdominal y el movimiento peristáltico. Entre ellas se incluyen métodos de respiración, ejercicios abdominales, masajes, terapia de colon y hierbas relajadoras de la musculación. Todos estos enfoques pueden ser útiles para una amplia gama de problemas digestivos, desde los calambres abdominales y el síndrome de intestino irritable hasta el estreñimiento y la indigestión. De igual forma, puede ser muy útil tratar aspectos psicológicos y estrés que provocan tensión abdominal.

## Ejercicios de respiración

Distintas escuelas de yoga y artes marciales enseñan tipos de ejercicios de respiración diferentes diseñados para reforzar una respiración profunda y completa que refuerza el diafragma. Un método que me gusta personalmente se denomina respiración *diakath* y es parte de un sistema de ejercicios que se conoce como psicoalisténicos. En esencia, el ejercicio requiere imaginar que el punto *kath* es un imán que atrae el diafragma hacia abajo al inhalar. Esta visualización, controlada por una instrucción adecuada, pronto genera una respiración mucho más profunda proveniente de la barriga. Este hecho no sólo mejora la salud digestiva, sino que también mejora sustancialmente el suministro e intercambio de oxígeno, generando a su vez mayor vitalidad.

## Ejercicios abdominales

El ejercicio convencional se centra en «estirar el estómago» para parecer más delgado y, en los hombres, desarrollar un aspecto más masculino, pero también es importante que el área abdominal pueda relajarse adecuadamente y extenderse con la respiración. Por eso, si bien los ejercicios de tonificación abdominal son positivos, también tendrás que practicar otro tipo de ejercicio abdominal como el *Udiyama*, un ejercicio clásico del yoga que ayuda a estimular la digestión y masajea los órganos de la región abdominal.

Dobla las rodillas y pon las manos sobre los muslos, justo por encima de las rodillas con los dedos apuntando hacia dentro. Los hombros, los brazos y las manos están relajados. La columna vertebral y el cuello deben estar rectos. Para conseguir la correcta inclinación de cuarenta y cinco grados, dobla las rodillas e inclina el tronco y la cabeza hacia delante, haciendo que tus manos descansen ligeramente sobre los muslos. La cabeza y la columna están en una línea recta. Evita doblar demasiado el cuerpo.

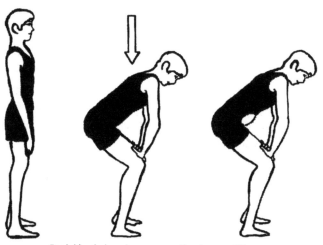

**Posición de los pies: separación de unos 90 cm.**
**Respiración: inspirar, 3 latidos, expirar, 3 latidos.**
**Mantener la respiración, contraer y relajar los músculos, 9 latidos.**
**Repetir 3 veces.**

**Figura 10.** *Udiyama.*

Comprueba los músculos de las nalgas; deben estar relajados. Exhala, vaciando los pulmones y obligando al estómago a salirse hacia fuera. Manteniendo los pulmones vacíos, contrae y relaja alternativamente los músculos abdominales en una sucesión rápida nueve veces. Intenta que cada contracción sea lo más profunda posible. Debes lograr que los movimientos de la barriga sean suaves y regulares. La postura correcta hace que la contracción del músculo *rectus abdominis* masajee la víscera de forma más efectiva. Sentirás el estiramiento desde el pubis hasta la garganta. Es importante que no realices este ejercicio si estás embarazada o menstruando.

Este es sólo uno de los veintitrés ejercicios incluidos en la rutina de veinte minutos de psicocalisténicos que, en su totalidad, representa una forma maravillosa de reforzar el cuerpo, mantenerlo en forma y mejorar la digestión. Una sesión completa de yoga debería incluir este tipo de ejercicios abdominales más otros muchos más para tu rejuvenecimiento.

## Masaje

Aunque el masaje convencional casi nunca entra en la liberación de la tensión de la región abdominal, un buen terapeuta puede calmar la tensión en esa zona. La mayoría de nosotros tensionamos esa área, sobre todo cuando estamos sometidos a estrés. Aun así, hay que tener cuidado con los masajes en esa región en pacientes con enfermedad intestinal inflamatoria.

## Terapia de colon

Durante esta terapia, se pasa agua con cuidado por el colon y se estimula la acción muscular peristáltica. Un buen terapeuta masajea el área durante la sesión de una forma que fomenta la acción muscular peristáltica. Para restablecer dicha acción, que puede sentirse como una especie de latidos, lo mejor es visitar a un terapeuta cada dos o tres días hasta que los movimientos vuelvan a la normalidad. Es una terapia muy útil para personas con un historial de estreñimiento, aunque lo mejor sería empezar después de seguir durante un par de meses una buena dieta.

## Hierbas con propiedades relajantes musculares

La menta es una hierba con un importante poder de relajación muscular. Se ha demostrado que las cápsulas de aceite de menta son muy efectivas en personas que tienen calambres musculares abdominales, sobre todo si padecen síndrome de intestino irritable. Estas cápsulas se tragan y después quedan liberadas en el estómago y en la parte superior del tracto digestivo y, si la contracción muscular es parte del problema, puede ofrecer un alivio relativamente inmediato. Sin embargo, no olvides que dichas contracciones pueden ser el modo que tiene el cuerpo de manifestar que no está recibiendo los alimentos saludables que necesita. Por eso, controla lo que ingieres.

# 19

## Plan de acción para conseguir una digestión sana

El sistema digestivo es una de las partes más regeneradoras del cuerpo. En treinta días puedes conseguir una diferencia extraordinaria en tu salud digestiva. Siempre y cuando no padezcas algún problema digestivo importante (en cuyo caso te aconsejo que consultes a un nutricionista clínico y a tu doctor), el siguiente programa desarrollado a lo largo de treinta días es seguro, y efectivo y con él podrás restaurar tu salud digestiva de una forma rápida. Está basado en las siguientes cuatro fases:

- **Eliminar** los irritantes digestivos y los alimentos que provocan alergias.

- **Limpiar** el tracto digestivo.

- **Restaurar** el tracto digestivo con bacterias beneficiosas.

- **Crear** un tracto digestivo sano.

En términos prácticos, esto significa seguir una dieta y una estrategia de suplementos semana a semana durante cuatro semanas, acompañadas de un programa de mantenimiento de la salud digestiva. Las primeras dos semanas se centran en eliminar los irritantes digestivos y los alimentos que provocan alergias y limpiar el tracto digestivo. Los suplementos incluyen hierbas limpiadoras y desintoxicantes. Las últimas dos semanas se centran en restaurar las bacterias beneficiosas y crear un tracto digestivo sano. La dieta que se seguirá será la de digestión suave.

Si estás tomando suplementos nutricionales adicionales (como una multivitamina y vitamina C), continúa haciéndolo para reforzar tu capacidad hepática para desintoxicar. Un programa de suplementos que se tome a largo plazo para mantener la salud digestiva también es recomendable.

El calendario de los suplementos digestivos para cada semana se muestra a continuación. Debes tomar estos suplementos inmediatamente antes de cada comida, acompañados de un gran vaso de agua.

| | Desayuno | Comida | Cena |
|---|---|---|---|
| **Primera semana** | | | |
| Fibras limpiadoras de colon | 2 | 2 | 2 |
| Hierbas limpiadoras de colon | 1 | 1 | 1 |
| Enzimas digestivas | – | 1 | 1 |
| **Segunda semana** | | | |
| Fibras limpiadoras de colon | 2 | 2 | 2 |
| Hierbas limpiadoras de colon | 1 | 1 | 1 |
| Enzimas digestivas | – | 1 | 1 |
| Probiótico | – | – | 1 |
| **Tercera semana** | | | |
| Enzimas digestivas | – | 1 | 1 |
| Probiótico | 1 | – | 1 |
| L-glutamina (5 g) | – | – | 1 |
| **Cuarta semana** | | | |
| Enzimas digestivas | – | 1 | 1 |
| Probiótico | 1 | – | 1 |
| L-glutamina (5 g) | – | – | 1 |

# 20 Limpiadores digestivos

Todos somos cada vez más conscientes del aumento de contaminación de nuestro entorno, de nuestra agua y alimentos y de los venenos y microorganismos que existen en nuestros cuerpos y que pueden producir enfermedades. Aunque el cuerpo humano parece ser un organismo sensible y vulnerable, de hecho hemos sido creados para sobrevivir en un océano de toxicidad y tenemos muchos recursos para excluir, desintoxicar y eliminar venenos. Sólo comprendiendo bien cómo podemos crear la toxicidad sabremos el proceso contrario que debemos implementar para limpiar y desintoxicar.

En 1933, el doctor Anthony Baster escribió, tras veinticinco años de estudio de más de cinco mil casos, «cualquier médico debería darse cuenta de que las toxemias intestinales son las causas primarias y que contribuyen en mayor medida a muchos trastornos y enfermedades del cuerpo humano».[36] La toxemia, o toxicidad, intestinal no es una enfermedad que haya desaparecido, sino que, muy al contrario, está aumentando alarmantemente.

---

36. Bassler, A., «Intestinal toxemia» (Toxemia intestinal), *Medical Journal and Record*, vol. 136 (1933).

El proceso puede empezar al comer alimentos de baja calidad e incluso tóxicos que contienen nutrientes insuficientes. Digerimos mal nuestra comida, dejando restos que atraen microorganismos parasíticos y patogénicos. El estrés y los fármacos pueden empeorar mucho la situación, conduciendo al desarrollo de un intestino putrefacto. La pared intestinal está excesivamente atacada y, por lo tanto, se debilita, permitiendo que toxinas y alimentos que no están bien digeridos pasen a la sangre. Este hecho provoca reacciones del sistema inmunológico y el agotamiento del hígado. Los órganos de eliminación están sobrecargados y la enfermedad empieza desde la toxicidad y la baja inmunidad. Echar marcha atrás este proceso significa contrarrestar cada una de estas fases con un método de limpieza y curación natural.

## Limpieza digestiva

La dieta por sí sola no es ni la forma más rápida ni la más efectiva de restaurar la salud digestiva. Además de seguir una dieta que ofrezca los nutrientes esenciales y elimine los irritantes digestivos, ciertas hierbas y fibras pueden ayudar a limpiar el tracto digestivo y calmar la inflamación. La combinación de estas hierbas y fibras está disponible en una serie de polvos y cápsulas «limpiadores de colon». Normalmente, se toman entre dos y cuatro semanas y las recomiendo como parte de mi programa para restaurar la salud digestiva. Mis remedios favoritos son Higher Nature's Colo-Fibre y Colo-Clear, basadas en la investigación de Brian Wright.

### Fibras limpiadoras del colon

No todas las fibras son iguales. Algunas, como el salvado de trigo, son bastante irritantes para el tracto digestivo y no resultan ideales para restaurar la salud digestiva. Ciertas fuentes herbales de fibra, al mezclarse con agua, actúan como geles, y son calmantes porque ayudan a apaciguar la inflamación de los intestinos. También absorben material tóxico y ayudan a eliminarlo. Brian Wright recomienda la siguiente combinación de fibras limpiadoras de colon:

- **Linaza** es un laxante que tradicionalmente se utiliza para curar problemas intestinales. Contiene glicósidos que previenen los espasmos musculares y aceites omega 3 que actúan como agentes naturales antiinflamatorios.

- **Las cáscaras de zaragatona** son suaves, refrescantes, lubricantes, limpiadoras de mucosas, diuréticas y absorben toxinas.

- El ***Ulmus rubra*** tiene un recubrimiento tranquilizante que protege las paredes intestinales de los ácidos y toxinas y ha sido ampliamente utilizado en el tratamiento de úlceras e inflamación.

- **Pectina** es un gel realizado con fruta que absorbe toxinas, sobre todo metales pesados y aluminio.

- El **hinojo** y la **alholva** también se recomiendan.

Esta combinación de fibra puede utilizarse indefinidamente o en combinación con hierbas limpiadoras de colon. La dosis recomendada es dos cápsulas de Colo-Fibra tres veces al día, tomadas antes de una comida, acompañadas de un gran vaso de agua. Así se obtienen unos 4 g de estas fibras.

## Hierbas limpiadoras de colon

Una serie de hierbas han sido utilizadas durante generaciones para ayudar a restaurar la salud digestiva. La medicina moderna está empezando a identificar los ingredientes activos y las acciones de estos remedios antiguos. Brian Wright recomienda las siguientes hierbas limpiadoras:

- **Goma de acacia** es una sustancia protectora y antiinflamatoria.

- La **alfalfa** se utiliza como limpiador intestinal tradicional.

- El *Cnicus bendictus* ayuda a renovar la pared mucosa y tradicionalmente se ha utilizado para desintoxicar y tratar el síndrome de intestino irritable.

- El **trébol rojo** contiene glucósidos y flavonoides antiinflamatorios y antiespasmódicos, que son antioxidantes y por lo tanto ayudan a desintoxicar el cuerpo.

Esta combinación de hierbas, tomadas durante quince días o un mes, junto con fibras limpiadoras del colon y una dieta de suave digestión puede acelerar el bienestar digestivo.

## Terapia de colon

Otra forma de acelerar la limpieza digestiva es la terapia de colon o colónica. Esencialmente, es un enema extensivo. Un especialista pasa agua caliente, a veces con hierbas, muy cuidadosamente desde el ano hasta el colon. Esto ablanda la materia fecal compacta que puede ser eliminada de forma mucho más fácil. Una serie de tratamientos de colon durante un mes puede ayudar a acelerar la desintoxicación del cuerpo. A medida que la mayoría del contenido del colon vaya siendo evacuado durante este tiempo, como también se eliminan bacterias beneficiosas, es importante repoblar el tracto digestivo con bacterias positivas al final de la sesión tomando suplementos probióticos.

Una de las grandes ventajas de la terapia de colon, administrada por un especialista, es que puede ayudar a restablecer un movimiento peristáltico correcto. A menudo, si se sufre estreñimiento durante mucho tiempo, la acción peristáltica de los músculos que rodean el tracto digestivo puede verse suprimida. El ejercicio, beber suficiente agua, tomar alimentos ricos en fibra y respirar desde la barriga son muy importantes para mantener la salud del colon.

# 21

# Una dieta digestiva suave

A lo largo de los siglos, los expertos han elogiado el valor de la limpieza del cuerpo en primavera. Al igual que usted necesita tomarse unas vacaciones y apartarse del trabajo, su cuerpo necesita un descaso para desintoxicarse. Uno de los métodos tradicionales de purificación del cuerpo es el ayuno. El hecho de que muchas personas afirmen sentirse mucho más vitales después de ayunar testimonia que crear energía es el resultado tanto de mejorar la capacidad corporal de desintoxicarse como de tomar los alimentos apropiados.

No obstante, no todo el mundo se encuentra mejor después de ayunar y, por lo tanto, no siempre es adecuado. Una situación bastante común es la denominada «crisis de curación», que se produce cuando una persona se siente peor durante unos días y después se siente mucho mejor. Lo que estamos aprendiendo sobre los procesos de desintoxicación sugiere que algunas personas pueden experimentar una crisis de salud, en vez de una crisis de curación. Una vez que el cuerpo empieza a liberar y eliminar material tóxico, si el hígado no reconoce los síntomas, se puede producir una intoxicación. De ahí que los regímenes modernos de desintoxicación suelan utilizar ayunos modificados en los que la persona toma una dieta baja en toxinas y gran abundancia de nutrientes clave para acelerar la capacidad del cuerpo para desintoxicarse.

## Desintoxicación

Obviamente, el primer paso para desintoxicar el cuerpo es eliminar o disminuir la carga tóxica. Algunos alimentos son casi en su totalidad generadores de toxinas, mientras que otros son desintoxicantes. Sin embargo, la mayoría contiene factores positivos y negativos.

### Los mejores alimentos desintoxicantes

- **Fruta:** en mayor o menor medida todas las frutas son buenas para desintoxicar, pero las más beneficiosas con el mayor potencial de desintoxicación son: albaricoques, todos los tipos de bayas, melón, frutas cítricas, kiwi, papaya, melocotón, mango, melón y uvas rojas. En cuanto a los plátanos, toma sólo uno al día. Es mejor evitar fruta confitada durante estas dos semanas.

- **Hortalizas:** todas son fantásticas, pero las siguientes son especialmente beneficiosas: alcachofas, pimientos, remolacha, col de Bruselas, brécol, repollo rojo, zanahoria, coliflor, pepino, col, calabaza, espinacas, boniato, tomate. Las patatas blancas y el aguacate deberían tomarse con moderación.

Son también excelentes las semillas y legumbres diseminadas por los alimentos. Prueba con alfalfa, judías, garbanzos, lentejas y pipas de girasol. En muchas tiendas con productos dietéticos y saludables, en supermercados y verdulerías, ya se encuentran peladas y listas para comer.

Estos alimentos deberían constituir la base de la dieta de desintoxicación que se prolongará durante dos semanas. No hace falta decir que debes escoger productos orgánicos siempre que te sea posible para que tu cuerpo no tenga que desintoxicarse de los pesticidas.

## Alimentos desintoxicantes suplementarios

Los siguientes alimentos contienen bajos niveles de toxinas. No deberían representar más de un tercio de tu dieta durante estas dos semanas.

- **Granos:** elige el arroz integral, maíz, mijo, quinoa.

- **Pescado:** salmón, caballa, sardinas y atún.

- **Carne:** pollo, pavo, caza orgánica y sin piel.

- **Aceite:** utiliza aceite de oliva extra virgen para cocinar, en lugar de mantequilla y aceites de semillas para aliñar. El aceite orgánico de lino es el mejor para esto.

- **Frutos secos y semillas:** toma cada día un puñado de frutos secos y semillas sin salar. Dispérsalos en la ensalada. Incluye almendras, avellanas, semillas de calabaza, pipas de girasol, semillas de sésamo y semillas de lino.

## Alimentos que conviene evitar durante la desintoxicación

Los siguientes alimentos, si bien normalmente no causan daño al tomarse con moderación, deberían evitarse durante las dos semanas del programa porque son difíciles de digerir e irritan ligeramente el intestino, además de ser complicados de desintoxicar.

- **Granos de gluten:** cebada, avena, centeno y trigo (incluyendo el salvado de trigo, escanda y kamut).

- **Carne y productos lácteos:** la leche y los productos lácteos, huevos y carne roja orgánica.

## Productos dañinos

Los siguientes alimentos deberían evitarse siempre:

- Carne roja.
- Alimentos refinados (por ejemplo, pan/pasta/arroz).
- Azúcar y cualquier alimento que lo contenga.
- Sal y cualquier alimento que la contenga.
- Grasa hidrogenada o parcialmente hidrogenada.
- Dulcificantes artificiales.
- Aditivos y conservantes alimenticios (como regla general, si no puedes pronunciar el nombre de alguna de estas sustancias, deja el producto).
- Alcohol, té y café.
- Bebidas gaseosas, incluyendo las de cola.

En la medida de lo posible, evita: el chili, los fritos, los pesticidas, el humo contaminante y la medicación (la mayoría contienen sustancias dañinas que requieren desintoxicación).

## Bebidas desintoxicantes

Casi no hay ni que decir que durante estas dos semanas debes evitar el alcohol. Este es una gran toxina para el cuerpo al igual que cualquier fuente de «metilxantinas», una familia de sustancias químicas que incluye la cafeína, el tanino, la teobromina y la teofilina. Esto significa no tomar chocolate, café, té ni té de menta. Las alternativas son las siguientes:

- Zumo de fruta: recién hecho y siempre diluido con una cantidad igual de agua.

- Cava de flor de saúco, para las ocasiones especiales.

- Tés herbales: en la actualidad hay una gran gama. Prueba unos cuantos hasta que encuentres el que te guste más.

- Té rooibos: no tiene cafeína y tiene un sabor similar al té «normal».

- Café de diente de león que puedes beber como sustitutivo del café mientras sigues la dieta de desintoxicación durante dos semanas.

La mejor bebida es el agua pura y en abundante cantidad. Bebe dos litros de agua purificada y filtrada o embotellada a diario. Puede parecerte mucho, pero el agua no supone ninguna carga para el cuerpo y ayuda a diluir toxinas mientras se eliminan.

## Ideas para componer un menú de dieta suave

A continuación te damos propuestas para que compongas menús durante tu dieta suave con ingredientes frescos y saludables, ricos en nutrientes que ayudan a la digestión y están libres de irritantes digestivos. Espero que con estas ideas te animes a poner en práctica una dieta suave y digestiva.

### Desayunos

- Mezcla revitalizante de bayas.

- Gachas de copos de arroz.

- Huevos revueltos.

- Gachas de quinoa con plátano.

- Mezcla de cereales de muesli con manzanas o peras gratinadas.

## Comidas ligeras

- Ensalada con aliño de pepino.
- Pollo al limón con ensalada de espárragos.
- Verduras al vapor con puré al curry.
- Paella con hinojo.
- Ensalada de caballa caliente con aguacate, mango y semillas de girasol tostadas con miel.
- Tomates sobre cuadrados de polenta.
- Sopa de gambas con un toque amargo y picante.

## Platos principales

- Kebabs vegetarianos con salsa barbacoa y arroz integral.
- Paella vegetal.
- Salmonete de roca horneado.
- Porciones de verduras con salsa de kiwi.
- Atún hecho al grill con marinada de limón y quinoa y salsa de pimientos rojos.
- Banquete vegetariano indio.
- Lonchas de pato con brotes de judías a la naranja.

## Postres

- Patata dulce con suflé de jengibre.
- Manzanas horneadas con mermelada de naranja agria.
- Copas de papaya con fresas y lima.
- Pasas y pastel de tofu de vainilla.
- Flan de naranja.
- Macedonia de frutas.

## Bebidas

- Ponche de jengibre y limón.
- Bebida de sandía.
- Cóctel de zumo de bayas.
- Mezcla de mango y plátano.
- Bebida omega.

# OTROS TÍTULOS DE LA COLECCIÓN LO MEJOR DE TI

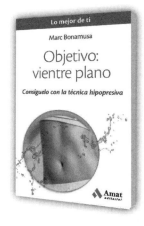

## Objetivo: vientre plano

Marc Bonamusa
**ISBN: 9788497358507**
Págs: **160**

¿Cuántas veces has soñado con tener un vientre plano? Seguramente has probado mil maneras de conseguirlo que te han supuesto mucho esfuerzo pero pocos resultados.

La efectividad de la técnica hipopresiva está contrastada por diferentes estudios científicos y se consolida como la principal opción para reducir el perímetro de la cintura, mejorar la postura, potenciar la función sexual y reeducar el suelo pélvico.

El equilibrio emocional, los ejercicios hipopresivos y una dieta correcta son los fundamentos para obtener un vientre plano.

Los beneficios de tener un vientre plano son innumerables, no sólo por la mejora que nos aporta en la parte estética, sino por el impacto positivo que tiene en muchos de los aspectos de nuestra salud: fortalecer la faja abdominal, el diafragma y el suelo pélvico.

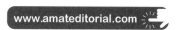

www.amateditorial.com

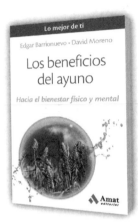

## Los beneficios del ayuno

Edgar Barrionuevo
David Moreno
**ISBN: 9788497358309**
Págs: **144**

¿Dejar de comer? ¡No! ¡Ni lo sueñes!". Esta suele ser la reacción más común que encontramos ante la sola mención de la palabra ayuno. Sin embargo, el ayuno tiene una base científica que demuestra que su práctica depura toxinas de nuestro cuerpo, colabora a la desinflamación de los intestinos y mejora el tránsito lento. Además previene la aparición de enfermedades cardiovasculares, cáncer o diabetes, entre otros beneficios que ayudan a poner a punto este preciado e intrincado mecanismo de relojería que es nuestro organismo.

Fruto de la experiencia de los autores, en estas páginas encontrará cuándo y cómo puede realizar el ayuno, qué contraindicaciones conlleva o qué momentos y situaciones son mejores para llevarlo a cabo. El presente libro no pretende convencer sino dar a conocer. Saciar la curiosidad de aquellos que por primera vez se adentran en este mundo y también complementar, con información rigurosa, los conocimientos de aquellas personas ya iniciadas.

www.amateditorial.com